U0273713

实用护理技术与应用研究

于 萍 吕世玉 洪胜云 周君妹 吕 茜 陈小妹◎主编

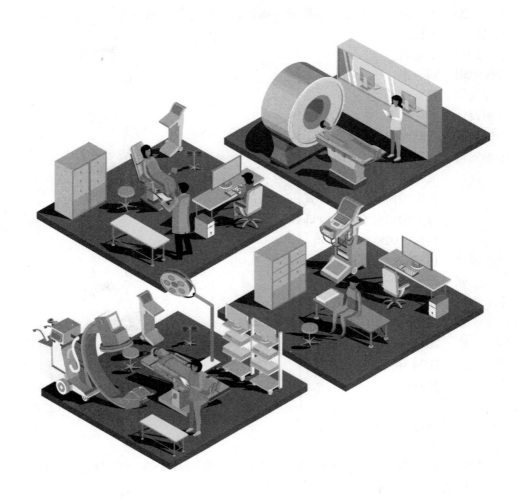

四川科学技术出版社

图书在版编目（CIP）数据

实用护理技术与应用研究 / 于萍等主编 . –– 成都：
四川科学技术出版社 , 2024. 7. –– ISBN 978-7-5727
–1419–1

Ⅰ . R47

中国国家版本馆 CIP 数据核字第 202487UV75 号

实用护理技术与应用研究
SHIYONG HULI JISHU YU YINGYONG YANJIU

主　　编　于　萍　吕世玉　洪胜云　周君妹　吕　茜　陈小妹
出 品 人　程佳月
策划编辑　鄢孟君
责任编辑　刘　娟
助理编辑　罗　丽
封面设计　星辰创意
责任出版　欧晓春
出版发行　四川科学技术出版社
　　　　　成都市锦江区三色路 238 号　邮政编码　610023
　　　　　官方微博　http://weibo.com/sckjcbs
　　　　　官方微信公众号　sckjcbs
　　　　　传真　028–86361756
成品尺寸　185 mm × 260 mm
印　　张　7
字　　数　140 千
印　　刷　三河市嵩川印刷有限公司
版　　次　2024 年 7 月第 1 版
印　　次　2024 年 8 月第 1 次印刷
定　　价　58.00 元

ISBN 978–7–5727–1419–1

邮　　购：成都市锦江区三色路 238 号新华之星 A 座 25 层　邮政编码：610023
电　　话：028–86361770

编委会

主　编：于　萍　　吕世玉　　洪胜云

　　　　周君妹　　吕　茜　　陈小妹

副主编：车守英　孙　婧　王　雁

编　委：于　萍　　吕世玉　　洪胜云

　　　　周君妹　　吕　茜　　陈小妹

　　　　车守英　孙　婧　王　雁

　　　　李　洁吴　琼

前　言

　　随着现代医学的快速发展，护理工作的重要性越来越突出。学习护理知识，掌握护理技术，并应用到实践中去，不仅是每一名护理工作者的职责，还对推进我国护理事业的发展具有重要意义。

　　本书从护理基础理论出发，详细介绍了护理学的概念、内容与范畴，以及护理程序的相关内容。在此基础上，本书以神经内科疾病护理为研究重点，对于神经内科疾病常见症状、体征，如意识障碍、排尿障碍、排便障碍等，进行了护理技术要点总结，打好了护理工作"第一桩"。针对常见神经内科疾病，如脑血管疾病、周围神经疾病等，本书通过一整套护理程序，帮助护理工作者找准病因并结合临床表现，对患者开展护理评估，进行护理诊断，采取护理措施，提供健康指导意见。除此之外，急性脊髓炎、病毒性脑膜炎、神经梅毒等也是困扰了许多患者的"顽疾"，本书也对此总结了一系列护理经验，旨在提高护理工作者的工作效率，提升患者的护理体验。除神经内科疾病护理知识外，本书亦对消化内科疾病、肿瘤科疾病的护理技术及应用进行了探索。

　　此书内容翔实、结构清晰，通过阐述护理基础理论，以期读者对护理学的概念、内容、范畴和护理程序有较为完整的认识。在此基础上，本书构建了一套实用的护理技术与应用研究体系，对广大护理工作者具有一定的借鉴、学习价值。

CONTENTS 目录

目
录

第一章 绪论

第一节 护理学的概念、内容与范畴

一、护理学相关概念

（一）护理

护理的概念是随着护理学科的不断变化而发展的，在各个不同历史时期有不同的解释。

1859 年，南丁格尔认为护理担负着守护人们健康及护理患者使其处于最佳状态的职责。

1957 年，库鲁特认为护理的主要内容是对患者加以保护和教导，以满足患者不能自我照料的基本需要，使患者舒适是其重要的一点。

1959 年，美国护理专家韩森认为护士独特的职责是帮助患者恢复健康，帮助健康人保持健康。

1970 年，玛莎·罗格认为护理是协助人们达到最佳的健康潜能状态。护理的服务对象是所有的人，只要是有人的场所，就有护理服务。

1973 年，美国护士协会（ANA）认为护理实践是直接服务并适应个人、家庭、社会在健康或疾病时的需要。

1978 年，费金认为护理的定义包括促进和维护健康、预防疾病，照顾重病患者并帮助其康复。

2004 年，香港理工大学和中华护理学会关于"护理是什么"的研究结果认为，护理是情、理、知、行的组合，即关照意识、伦理意识、知识意识和实践意识。可以概括为：了解个人健康状况的动态变化，对所出现的健康问题进行辨证、准确施护，帮助个人掌握健康知识，使其能从自身状况出发防治疾病，增强对疾病的应对及适应能力，达到身心最佳状态。

（二）护理学

目前，国际上对护理学还没有统一公认的标准定义。

1980 年，ANA 将护理学定义为：护理学是诊断和处理人类对存在的或潜在的健康问题产生的反应的科学。

1981 年，我国著名学者周培源认为，护理学是在社会科学、自然科学理论指导下的一门综合性应用学科。

1986 年，我国首次护理工作会议上有学者指出，护理工作除配合医疗执行医嘱外，更多、更主要的是对患者的全面照顾，促进身心健康……护理学就是研究社会条件、环境变化、情绪影响与疾病发生、发展的关系，对每个患者的具体情况进行具体分析，寻求正确的护理方式，消除各种不利的社会、家庭、环境、心理因素，以促进患者康复……随着科学技术的进步，社会的发展，人民生活水平的提高，护士将逐步从医院走向社会，更多地参与医疗保健。

1992 年，《现代护理学辞典》中指出，护理学是以基础医学、临床医学、预防医学、康复医学以及相关的社会科学、人文科学等为理论基础的一门综合性应用学科，属医学学科的重要组成部分。

我国护理专家林菊英提出，护理学是一门新兴的独立学科，护理理论逐渐形成体系，有其独立的学说和理论，有明确的为人民服务的思想。

随着社会和医学科学的发展，特别是人类对客观世界的认识不断深化，对护理学的认识将日趋确切，更符合护理本身的基本规律。

二、护理工作内容与范畴

护士不仅在医院内要为患者服务，还应走向社区，为健康人群提供保健服务，帮助患者和健康人群解决与健康相关的问题，具体包括：①减轻痛苦，是护士的基本职责和任务。②维持健康，通过护理活动帮助服务对象增强自理及自护能力，如进行健康指导恢复功能属恢复健康。③恢复健康，帮助服务对象在患病后恢复健康状况。④促进健康，帮助服务对象获取在维持或增进健康时所需要的知识，使其维持最佳健康状态。

护理工作的内容与范畴主要包括以下几方面。

（1）临床护理。临床护理包括基础护理和专科护理两个方面。基础护理是临床各专科护理的基础，主要是满足患者的生理、心理、社会等各方面的需要，提供疾病治疗与康复需要的护理技术；专科护理是以护理学及相关医疗专科理论、知识、技能为基础，结合专科患者的特点及诊疗要求，为患者提供的护理，如大面积烧伤、器官移植、心胸外科、显微外科、重症监护等患者的护理都需要由具有较深专业知识和技能的临床护理专家来完成。

（2）社区护理。社区护理借助有组织的社会力量，把公共卫生学和护理学相结合，以社区群众为服务对象，为社区群众提供促进健康、预防疾病、早期诊断、早期治疗、减少残障等服务，如老年护理、婴幼儿护理、妇女产前指导、吸烟者的戒烟活动等，提高社区群众的健康水平。

（3）健康指导。健康指导是护理工作不可缺少的内容。护士可以通过信息传播和行为干预，针对不同人群宣传有关预防疾病、促进健康、有效康复以及自我保健的知识，帮助个体或群体掌握卫生保健知识，树立健康观念，自觉采纳有利的健康行为和生活方式。

（4）护理教育。护理教育以护理学和教育学为基础，有目的地培养合格的护理人才，以保证护理专业适应未来的需要。护理教育包括基本护理教育、毕业后护理教育和继续护理教育3种形式。基本护理教育包括中专教育、专科教育和本科教育3个层次。毕业后护理教育包括研究生教育和规范化培训。继续护理教育是为从事护理工作的在职人员提供学习新理论、新知识、新技术和新方法的终身教育。

（5）护理管理。护理管理是运用管理学的理论和方法，对护理工作的要素进行管理，如人力资源的管理、专业政策和法规的制定、各种组织结构的设置、物品的购置与保管、资金的管理、时间的安排、工作质量的控制等，以提高护理工作的效率和质量。

（6）护理研究。护理研究是采用科学的方法去探索未知，回答和解决护理领域的问题，并将研究结果直接或间接地应用于护理实践。护士有责任通过科学研究的结果改进护理方法，从而推动护理学科的发展。

护理学的研究对象同其他事物一样，是随学科的发展而不断变化的。研究对象是在一定历史条件下的护理实践基础上所形成的，因此又具有相对的稳定性。护理专业知识体系是专业实践能力的基础，是在一定历史条件下形成的，只有在实践中发现旧理论无法解释的新问题、新现象时，才会建立和发展新理论。护理学研究的是护理在社会中的作用、地位和价值，以及社会对护理的影响、要求等，如老年人口增多、社区护理的需求、健康指导的方法、护士的教育、疾病谱的变化对护理的影响等。护理分支学科及交叉学科有哲学、伦理学、心理学、美学、教育学、管理学等学科，学科之间相互渗透，在理论上相互促进，在方法上相互启迪，在技术上相互借用，形成了许多与护理学交叉的相关学科，促进了护理学科的发展。

三、整体护理

整体护理的思想是护理学的基本框架之一，始终贯穿护理学的整个过程，是现代护理学的重要标志。从南丁格尔创立现代护理学以来，护理学已有100多年的历史，护理学理论体系、服务手段和护理范畴也发生了很大变化，但护理的本质和宗旨——满足民众对健康的需求，却始终未变。

整体护理思想是现代护理理论的重要指导思想，也是解决复杂的健康、保健问题的指导思想。

（一）整体护理的概念

"整体"就是把疾病与患者视为一个整体，把生物学上的患者与社会心理学上的患者视为一个整体，把患者的物质生活与患者的社会文化生活视为一个整体，即患者是具有生理、心理、社会文化生活等全面需求的整体人。

整体护理就是以整体人为中心，以护理程序为基础，以现代护理观为指导，实施身心整体护理，主要包括以下3个方面：①人在成长与发展过程的各个阶段的护理，包括成人的疾病护理、青少年的健康保健、母婴保健、老年护理和临终关怀等。②关注人的健康与疾病全过程的护理，涵盖健康促进、健康指导、健康维护、疾病预防和疾病治疗。③为整体人群提供护理服务，即从医院走向社区，从病房发展到家庭，从个体扩大到群体，提高社会整体的健康水平。

我国推行的系统化整体护理内容主要表现在：以生物技术医学为指导，对各种疾病的技术护理；以心理、行为医学为指导，对患者的各种心理护理；以社会医学、生态环境医学为基础，对患者健康的指导与管理。护士必须从患者的生理、心理、社会和文化等方面全面考虑患者的健康问题，并实施护理措施。

（二）整体护理的构成内容

1. 护理服务方法

护理服务方法包括：①预防性的护理活动，如提供安全的住院环境，为孕妇提供营养知识，为婴幼儿实施计划免疫等。②照护性的护理活动，如为患者提供日常生活护理，为休克患者输液，给临终患者的家庭提供支持等。③促进健康的护理活动，通过创造性的护理措施，帮助服务对象增强自理能力，如鼓励患者发现和选择适合自己康复的方法，指导老年人增强自我护理的能力，为糖尿病患者群体提供健康指导等。

2. 护士应具备的知识和能力

护士应具备的知识和能力包括：①成长与发展的知识，能应用心理、社会、认知、道德的成长发展理论，识别服务对象的发展阶段，并根据其特点采取对应的护理措施，预测潜在的成长发展问题。②人基本需要的知识，用此知识识别未被满足的需要，提供护理帮助。③应激与适应的知识，用此知识评估服务对象的应激水平，并教会其评估自身应激水平的方法，指导运用各种应对方式减轻压力。④有关生活方式的知识，首先护士自己要采取健康的生活方式，并通过健康指导等方法改变服务对象的不良生活方式。⑤教与学的知识，应用教与学的原理与方法，使服务对象改变健康观念，采取促进、维持和恢复健康的行为。⑥沟通能力，运用良好的沟通技巧提供高质量的护理服务，并与其他保健人员进行有效合作。⑦解决问题的能力，识别和处理服务对象的健康问题是护士的基本素质。⑧领导的能力和变革的思想，运用领导能力和变革的思想，护士在与其他人员的合作中将发挥更大的协调、管理和领导作用，并能对社会健康需求的趋势有所预测，以改善护理服务方法，适应社会发展。

3. 整体护理模式病房建设的主要内容

整体护理模式病房建设的主要内容包括：①制定指导临床实践的护理规定。②制定护士的职责条文和评价标准。③明确病房护士的组织结构。④构建护理业务品质保证和评价系统。⑤设置各种护理表格。⑥编制标准护理计划和标准教育计划。⑦建立、健全医院的各种支持系统，让其他系统人员承担起非专业性、非技术性、常规性的工作，如药物分发、物品供应、联络通信、标本送检、物品管理、设备保养等，使护士从大量的非专业性、非技术性、常规性工作中解放出来，增加直接护理患者的时间，以提高护理工作的质量。

（三）护理诊断的形成与运用

护理诊断的陈述包括 3 个要素：①问题（P）是指存在或潜在的健康问题，这些问题是能通过护理措施解决的。②病因（E）是存在或潜在健康问题产生的原因，根据不同的原因，采取不同的护理措施。③症状和体征（S）是指存在或潜在的各种表现。如医疗诊断是"肺气肿"，护理诊断则是"活动无耐力，与活动后缺氧有关"。对护理诊断的进一步研究，有利于整体护理的进一步发展。

第二节　护理程序

一、护理程序的概念

护理程序是指以增进或恢复人类健康为目标所进行的一系列护理活动，是护理实践发展到现代的一种有效的规范化工作方法。一种观点认为，对患者的护理活动应是一个完整的工作过程，是一个综合的、动态的、具有决策和反馈功能的过程。

护理程序是护士在为护理对象提供护理时所应用的工作程序，是一种系统的解决问题的方法。在临床护理工作中，护士通过一系列有目的、有计划、有步骤的行动，对护理对象的生理、心理、社会文化等多个层面进行护理，使其达到最佳的健康状态。

二、护理程序的特性

护理程序可以保证护士有条理、高质量地满足护理对象的需求。它具有以下特性。

（1）以护理对象为中心。由于不同的原因可以导致相同的问题，而相同的问题可以因护理对象的不同而采取不同的措施，护士在运用护理程序工作时，需要充分体现护理对象的个体特性，根据其生理、心理和社会等方面需求来规划护理活动，充分体现以人为中心的整体护理观念，而不是单纯只针对疾病、症状进行护理。

（2）有特定的目标。在护理实践中使用护理程序的主要目的是解决护理对象的健康问题，保证护士能为护理对象提供高质量的、以护理对象为中心的整体护理。

（3）涉及多学科。护理程序的运用需要护士具备多学科的知识，运用生物学、心理学、人文学及社会学的知识和人际沟通技巧，灵活运用、充分发挥护理程序每个步骤的功能，使护理程序变成更为有效的工作流程。

（4）循环、动态的过程。护理程序由护理评估、护理诊断、护理计划、护理实施、护理评估 5 个步骤组成，护理工作并不是将这 5 个步骤只执行一遍就停止，而是需要随着护理对象不同的反应，不断地、重复地使用护理程序组织护理工作，因而具有循环、动态的过程。

（5）具有互动性、协作性。护理程序是以护士、护理对象、护理对象家属及其他保健人员之间的相互作用、相互影响为基础运行的。护士如果缺乏良好的人际沟通能力和合作能力，将会阻碍护理程序的顺利进行。

（6）组织性和计划性。运用护理程序能有效避免护理活动出现杂乱无章的现象。护理程序为护理工作提供指南，按照程序要求，危及生命的问题优先解决，使护理服务有重点、有层次、有计划、有秩序，保证护理工作有序进行。

（7）具有创造性。护理程序的 5 个步骤虽然是固定不变的，但每个步骤的执行及其结果却因不同的护理对象或同一护理对象所处的不同情况而不同，护士可以科学地发挥自己的创造性，针对护理对象的具体需求提供个体化的护理。

（8）以科学理论为依据。护理程序的产生和发展是护理学科学化的结果，在护理程序中体现了护理学的现代理论观点，同时也有其他相关理论的观点，如系统论、基本需要层次论等。

（9）普遍适用性。无论护理工作的场所是医院、诊所还是养老院，护士都可以运用护理程序提供护理服务。

三、护理程序各步骤之间的关系

护理程序的 5 个步骤不是各自孤立的，而是相互联系、影响的，是一个循环往复的过程。例如，当患者入院后，护士要对患者生理、心理、社会等方面的状况和功能进行评估，即收集这些方面的有关资料，根据这些资料判断患者存在哪些问题，做出护理诊断，围绕护理诊断制订护理计划，之后实施护理计划中的措施，并对执行后的效果及患者的反应进行评价。

无论护理工作的场所是医院、诊所还是养老院，护士均应以护理程序组织护理工作，因为这种科学、有目的、有计划的工作方法是护士为护理对象提供高质量的、以护理对象为中心的整体护理的根本保证。

护理程序作为一种科学的工作方法和指导框架，在临床护理实践、护理管理、护理教育、护理科研、护理理论等方面都具有积极作用，护理程序本身也是护理学作为一门学科的标志之一。

四、护理程序对护理的意义

（一）对护理专业的意义

护理程序的运用进一步明确了护理专业的范畴，护士在临床工作中不应单纯地执行医嘱，还应发挥其独特性。护理程序对护理管理提出了新的、更高的要求，尤其在临床护理评估方面有了新的突破。护理程序的运用对护理教育改革具有指导性意义，其在课程组织、教学内容安排、教学方法运用等方面促使教学模式发生转变。护理程序推动了护理科研的进步，引导了科研方向。护理程序本身也是护理专业的重要标志之一。

（二）对护理对象的意义

护理对象是护理程序的核心。在应用护理程序的过程中，护士与护理对象密切接触，不仅有利于与护理对象建立良好的关系，还有利于促进护理对象的康复；在护理中，护士把护理对象作为一个整体，一切护理活动都为了满足其需求，护理对象是护理程序的直接受益者。

（三）对护士的意义

护理程序是系统化整体护理的核心，在护理实践中运用护理程序，使护理工作摆脱了过去多年来被动执行医嘱的工作局面；护士可运用知识和技能独立解决问题，培养了护士的工作能力，而取得的成绩也使护士增加了成就感；护理程序的运用，要求护士不断扩展自己的知识范畴，从而培养了护士的学习能力，促进了护士继续教育的发展；护士在运用护理程序解决问题的过程中，需要独立判断，锻炼了护士的决策能力；每天与不同的患者、患者家属及其他医务人员接触，增加了护士的人际交往能力；在运用护理程序的过程中，护士不断思考，创造性地学习，有利于促进护士建立科学的、评判性的思维框架。

第二章　神经内科疾病常见症状、体征的护理技术

第一节　意识障碍

意识障碍是指人不能正确认识自身状态和（或）客观环境，不能对环境刺激做出正确反应的一种病理过程，其病理学基础是大脑皮质、丘脑和脑干上行网状激活系统的功能异常。意识障碍通常同时包含觉醒度和意识内容的异常，常常是急性脑功能不全的主要表现形式。

一、辅助检查

（一）血液检查

血液检查包括血常规、血气分析、电解质、肝功能、肾功能等检查。

（二）脑脊液检查

脑脊液检查可直接测得颅内压。脑脊液常规、生化、免疫球蛋白及细胞学的检查有助于病因的分析。

（三）神经电生理检查

神经电生理检查对意识障碍的诊断及预后的判断有一定的意义。

（四）颅脑影像学检查

计算机体层成像（CT）、磁共振成像（MRI）可显示病变的部位、大小、性质等；数字减影血管造影（DSA）可了解全脑血管的形态。

（五）脑电图

脑电图对导致意识障碍的疾病有一定的诊断价值，如脑电图对病毒性脑炎的早期诊断有重要价值；特征性的周期性复合波对亚急性硬化性全脑炎的诊断有重要意义；典型的周期性三相波是克－雅脑病（CJD）特征性的脑电图改变；脑电图也是诊断癫痫的必要检查。

二、护理措施

（一）一般护理

病室内保持温、湿度适宜，环境清洁，限制探视、陪伴。

（1）严密监测意识及生命体征变化：患者意识障碍初期应每隔 0.5 ～ 1.0 h 观察其神志、脉搏、体温、呼吸、血压 1 次，病情稳定后可改为每 2 ～ 4 h 观察 1 次。意识状态与生命体征的观察，在意识障碍患者的护理中有重要意义。此外，还应注意观察患者瞳孔大小、对光反射、角膜反射、压眶疼痛反应以及神经系统的体征变化等，并进行详细记录。当患者出现昏迷加深、瞳孔进行性散大、呼吸不规则、血压不稳定时，及时报告医生。

（2）保持呼吸道通畅：因意识障碍患者呼吸道纤毛运动、咳嗽反射、吞咽反射减弱甚至消失，易使分泌物堆积，发生误吸，可造成窒息和吸入性肺炎，故在护理中应定时帮助患者翻身、叩背、吸痰。吸痰动作要轻柔，每次吸痰时间不宜超过 15 s，以旋转、提拉的方式将痰吸出。呼吸道不畅、缺氧加重时应行气管切开术或使用人工呼吸机。

（3）吸氧：脑组织缺氧可加重脑水肿，使患者意识障碍加重。吸氧有利于维持患者全身重要脏器的功能，并可预防潜在的并发症，如颅内压增高和脑水肿。给予患者持续低流量吸氧，吸氧时注意鼻导管插入深度及保护鼻黏膜。鼻导管应定期更换，避免分泌物阻塞，影响氧流量。

（4）遵医嘱按时给予脱水降颅压药物：脑出血意识障碍患者常合并颅内压增高和脑水肿，若不及时、有效地控制颅内压和脑水肿，则可能发生脑疝而危及生命。常用降颅压的药物为 20% 甘露醇，甘露醇应在 30 min 内输入，一般用药后 20 min 开始起作用，静脉注射后 2 ～ 4 h 的脱水降颅压作用最佳，作用可持续 6 h 左右。

（5）降低血压：在长期高血压病变的基础上，血压骤升、血管破裂是脑出血的常见原因。血压过低可造成脑供血不足，加重意识障碍。收缩压超过 200 mmHg[①]者，应酌情应用降血压药物，但也不宜把收缩压降低在 160 mmHg 以下。使用降血压药物的同时应密切观察患者血压的变化。

（6）维持水、电解质平衡，严格记录 24 h 液体出入量：静脉输液可维持患者水分及能量代谢的平衡，保证重要脏器有足够的血流灌注，防止电解质及酸碱平衡失调。意识障碍患者一般禁食 2 ～ 5 d，给予静脉补液。有明显颅内压增高者，原则上每日输液量不宜超过 2 000 mL，一般以 5% ～ 10% 葡萄糖为主，其余输液可用生理盐水 500 ～ 1 000 mL，并注意每日补钾。多汗、高热、呕吐者应酌情增加 1 000 mL 左右输液量。定时检查血清钾、钠、氯及二氧化碳结合力。根据检查结果调整补液成分，保证患者有足够液体入量，密切观察有无脱水及电解质紊乱的表现，发现异常及时报告医生。

（7）不能进食者可给予鼻饲护理：以提供充足的营养及水分满足患者机体的需要，避免发生营养障碍，增强机体免疫力，减少并发症，避免水、电解质紊乱的发生。长期意识障碍患者可给予鼻饲护理。鼻饲饮食的内容和量应根据患者消化能力及热量

---

① 1 mmHg ≈ 0.133 kPa。

需要而定,一般给予高热量、高蛋白、易消化的流质饮食。每次鼻饲量以 200 ～ 300 mL 为宜,鼻饲饮食温度不宜过高,以免烫伤胃黏膜。每次灌注前先回抽胃液,检查胃管是否在胃内,灌注速度不宜过快,以免引起呃逆或呕吐,必要时可用肠内营养输注泵匀速泵入。鼻饲后,再灌注少量温开水冲洗胃管,防止鼻饲管堵塞。

(8)保持大便通畅:如患者 3 d 无大便,可遵医嘱给予缓泻药,并帮助患者养成每日定时排便的习惯。每日给患者按摩腹部,促进肠蠕动。

(二)预防并发症的护理

1. 口腔护理

意识障碍患者吞咽反射减弱或消失,易引起口、鼻腔分泌物聚积导致细菌或真菌感染。良好的口腔护理可避免口腔炎、肺部感染的发生。临床常采用生理盐水纱球清洁口腔,每日 1 ～ 2 次。意识障碍患者常张口呼吸,可用双层湿纱布盖于口鼻部,以使患者吸入湿润的空气,避免口腔及呼吸道黏膜干燥。为防止口唇干裂,可在口唇上涂甘油。每次做口腔护理时认真检查患者口腔黏膜的变化,发现异常及时告知医生给予治疗和处理。

2. 眼睛的护理

意识障碍患者常由于眼睑闭合不全,导致角膜外露、眼睛干燥和有异物时可引发角膜炎、角膜溃疡和结膜炎。对于眼睑闭合不全者给予纱布覆盖双眼或眼罩保护,有结膜水肿的患者可遵医嘱每日给予氯霉素眼药水滴眼。

3. 泌尿系统的护理

意识障碍患者无法控制排尿,需留置导尿管,导尿管每 2 ～ 4 h 放尿 1 次。及时清洁尿道口分泌物,女性患者应每日进行会阴冲洗,并保持会阴部清洁。大便后及时清洁肛门及其周围皮肤,防止导尿管污染。尿袋的位置应低于膀胱,以防尿液回流引起逆行感染。同时注意观察尿液的性质、量、颜色、有无絮状物,如发现异常情况应及时报告医生。

4. 皮肤护理

由于意识障碍患者长期卧床,局部组织受压,导致神经营养及血液循环受阻,加之局部皮肤受到排泄物刺激或全身营养状况低下等因素,易形成压疮。压疮不仅增加患者的痛苦,还增加其感染的机会,甚至可因压疮感染导致败血症,造成死亡。因此,应注意观察患者受压部位皮肤有无发红、苍白并进行每日评估。保持患者床单位清洁、平整、无渣,如被服被排泄物污染,应及时更换。保持患者皮肤清洁、干燥,每日用中性皂液及清水清洁皮肤。搬动患者时将其抬离床面,不要拖拉,防止擦伤皮肤。骨突部位给予减压敷料保护,勤翻身,改善受压部位的血液循环,减少压疮发生的机会。

5. 防止瘫痪肢体肌肉挛缩、关节僵硬及肢体畸形的护理

每次帮意识障碍患者翻身后,将肢体摆放于功能位。定时做患者肢体的被动活

动，每日按摩瘫痪肢体 2～3 次，每次 15～30 min，可防止或减缓瘫痪肢体肌肉挛缩、关节僵硬及肢体畸形的发生，促进康复。

（三）健康指导

意识障碍患者恢复意识后常伴有肢体瘫痪或语言障碍，还需继续给予细致的生活护理，同时指导患者坚持肢体的功能锻炼及语言训练。可配合体疗、针灸、理疗等以助恢复。对于长期卧床的患者，需指导家属掌握预防压疮及肺部感染的方法。

第二节　排尿障碍

排尿是尿液在肾脏生成后经输尿管暂贮在膀胱中，贮存到一定量后，一次性地通过尿道排出体外的过程。排尿障碍是指排尿动作、排尿量、排尿次数等出现障碍的统称。尿潴留是指膀胱内充满尿液而不能排出，常常由排尿困难发展到一定程度引起。尿潴留分为急性与慢性两种情况。前者发病突然，膀胱内充满尿液不能排出，患者十分痛苦，临床上常需急诊处理；后者起病缓慢，病程较长，下腹部可扪及充满尿液的膀胱，但患者却无明显痛苦主诉。尿失禁是由于膀胱括约肌损伤或神经功能障碍而丧失排尿自控能力使尿液不自主流出的一种症状。

一、辅助检查

（一）实验室检查

尿常规可了解有无尿路感染导致的排尿障碍；尿细胞学检查对泌尿系统肿瘤引起的排尿障碍亦有诊断价值。

（二）膀胱及下尿路 B 超、膀胱镜检查

膀胱及下尿路 B 超、膀胱镜检查有助于了解患者有无排尿障碍等。

二、护理措施

（1）指导患者日间摄入 3 000 mL 以上的液体：包括水、汤汁等，预防尿路感染及结石形成；避免饮茶、咖啡、酒，因其会刺激肾脏且干扰排尿；夜间控制饮水，保证睡眠。行动不便需要依赖他人者，护士应主动了解其排尿习惯、排尿时间。嘱患者不要强忍尿意，应随时满足排尿需求，对尿潴留患者要及时导尿以缓解其紧张不适感。

（2）为患者制造一个有利于排尿的环境，注意遮挡以避免寒冷和保护隐私，尤其对尿频者，床位应靠近厕所，必要时将便器置于床旁。

（3）协助患者排尿，措施如下。

卧床者在治疗许可的范围内，应采用增加腹压感的体位，以利尿液排出。

无机械性梗阻的排尿困难者，可嘱患者取坐位，行下腹部热敷、听流水声、冲洗会阴等感觉性刺激可减少排尿抑制，使患者产生尿意，促进排尿。

当残余尿量＞100 mL时，遵医嘱给予导尿等措施。

泌尿系统感染者要多饮水，饮水量≥3 000 mL/d，有助于膀胱内感染清除，糖尿病患者要注意规律排尿。

（4）脊髓损伤引起的尿潴留：在膀胱尚未十分充盈时可用手加压排尿，即用手掌置于患者下腹部膀胱膨隆处，向左右轻轻按摩10～20次，使腹肌松弛，再用手掌自患者膀胱底部向下推移按压，注意用力均匀，逐渐加大压力，但用力不可过猛，以免膀胱破裂。此法可减少膀胱余尿。

（5）排尿意识训练：每次导尿管放尿前5 min，让患者卧于床上，指导其全身放松，想象自己在一个安静、宽敞的卫生间，听着潺潺的流水声，准备排尿，并试图自己排尿，然后由陪同人员缓缓放尿，强调患者利用全部感觉，开始时可由护士指导，当患者掌握正确方法后，可由患者自己训练，护士应每天督促、询问训练情况。

（6）训练膀胱：意识清楚、有排尿感觉（有尿意时）的长期留置导尿管患者训练膀胱时，夹闭导尿管，每4 h开放10～15 min。开放后再夹闭，尽量延长2次排尿之间的时间，至少延长到每2 h开放导尿管1次，此方法可恢复膀胱收缩及舒张的功能。

（7）液体摄入情况：对于有心智障碍而无器质性排尿功能障碍患者，如脑器质性障碍或痴呆患者，应评估其液体摄入情况，于固定时间协助、督促排尿，也可以使用尿布或成人纸尿裤等。

（8）预防感染：①鼓励患者多摄取维生素C、五谷、肉类、绿叶蔬菜、水果汁等酸化尿液，以减少细菌的繁殖，并预防尿路结石。②有尿意时不要憋尿。尤其女性患者要做好会阴部卫生，养成良好的卫生习惯，避免盆浴，擦拭会阴部顺序应由前至后。③内裤要透气吸汗，避免过紧，以减少细菌滋生。④性交后要多喝水，排空膀胱，以防会阴部感染。⑤留置导尿管者应按护理常规做好留置导尿管护理。

（9）皮肤护理：尿失禁、尿频导致会阴部、臀部潮湿，尿中分解的氨可导致皮肤发红、破皮、出现皮疹甚至失禁性皮炎破溃，一旦伤口产生，在潮湿环境下易发生感染，留置导尿管者则易因尿道口污染、损伤而继发感染，所以应保持皮肤清洁、干燥，会阴部、臀部被尿湿后均需及时更换尿垫，用清水擦洗。皮肤表面可涂油剂保护皮肤，如凡士林等。及时去除不良气味并保持患者皮肤干燥。

（10）健康指导：①对膀胱功能障碍者，护士应教会留置导尿管的患者及其家属正确的放尿方法及有关护理知识。②施行排尿训练，其效果的产生往往需要数日至数周不等。指导患者家属保持耐心，给予患者精神上的支持及正向反馈。③针对引起排尿异常不同的病因进行心理护理，情绪紧张、焦虑、烦躁、不安及羞耻感均会导致患者心理压力大，久之可丧失自信和生存信念，护士要加强与患者的交流和沟通，鼓励患者坚定信心，配合治疗，坚持康复训练。④针对病因对患者进行预防教育。

第三节　排便障碍

排便障碍主要是指排便不顺畅、大便不能顺利排出的状态，常由盆底肌、肛门括约肌在排便时的活动不能协调或感觉异常所致，包括便秘、腹泻、大便失禁等。便秘是老年人经常发生的问题，由于缺乏排便的动力所致或排便反射经常受到抑制，直肠对大便刺激敏感性下降，大便在直肠内停留过久，水分被吸收过多，大便干燥不能排出。腹泻是指排便次数较平时增多，且粪质稀薄、水分增加，并含有异常成分，如未消化的食物、黏液、脓血及脱落的肠黏膜等，腹泻时伴有腹痛及里急后重感。大便失禁则由于肛门内、外括约肌功能失常导致大便不正常储存于肠道。

一、辅助检查

（一）便秘患者的辅助检查

大便常规（注意观察大便的颜色、气味、硬度、形状等）、大便隐血试验、X线钡餐、纤维内镜检查。

（二）腹泻患者的辅助检查

大便常规、大便培养及大便隐血试验检查。此外，还应根据患者情况做血液检查，如血常规、电解质、肝功能、肾功能等检查，必要时行小肠吸收功能试验、X线钡餐、直肠镜、结肠镜及B超等检查。

（三）大便失禁患者的辅助检查

1. 视诊

视诊可见肛门处有原手术或外伤瘢痕、畸形等。

2. 肛肠检查

肛门指检可见肛管松弛或括约肌收缩功能差等。近年来对肛肠功能检查有一些新的进展，包括肌电描记可见到肌张力异常、肛门反射潜伏期加长、肛门反射和直肠正常反射消失等。肛管直肠测压可见压力异常。

3. X线排粪造影

X线排粪造影可见到肛管直肠角消失等，这个检查有助于区分病变病因和选择合适的治疗方法。

二、护理措施

（一）便秘患者的护理措施

1. 病情观察

密切注意患者排便的情况，观察大便的性质、颜色及量，观察有无伴随症状，若有病情变化随时做好记录。

2. 遵医嘱给予药物治疗

使用口服缓泻药应注意药物起作用的时间，避免影响患者的休息。直肠常用药物有甘油灌肠剂、开塞露等。使用时应注意尽量使药液在肠道内保留 15～20 min，以达到疗效。注意观察患者用药后的排便情况。

3. 培养患者定时排便习惯

培养患者良好的生活习惯，定时进餐、定时排便。协助并鼓励患者每日晨起坐盆或下蹲 10～20 min。因晨起后易引起胃–结肠反射，此时训练排便，易建立条件反射，日久可养成定时排便的好习惯。

4. 合理安排患者的日常饮食

鼓励患者多食用纤维素含量高的饮食，纤维素有亲水性，能吸收水分，使食物残渣膨胀，形成润滑凝胶，在肠内刺激肠蠕动，加快残渣对直肠壁的刺激，激发便意和排便反射。纤维素含量高的食物有玉米面、荞麦面、蔬菜、水果等。身体状况允许的条件下，还可以增加花生油、香油等的摄入。

5. 鼓励患者多饮水

水分可增加肠内容物的容积，刺激胃肠蠕动，并能使大便软化。每天至少保证饮水量为 1 500 mL，可喝些淡盐水或蜂蜜水。每天清晨最好空腹饮一杯水，空腹饮水对排便有刺激作用，可反射性地引起排便。

6. 指导患者进行适当的体育锻炼

适当的体育锻炼可增加全身运动量，使直肠血供及肠蠕动增加，以利于患者排便。如保持膝部伸直做收腹抬腿及仰卧起坐，并教会患者做提肛收腹运动或顺肠蠕动的方向做腹部按摩，一日数次。

7. 为患者创造舒适安静的休养环境

尽量避免患者如厕时受外界因素的干扰，保持厕所清洁。为患者提供舒适安静的休养环境，保证充分休息，增强其战胜疾病的信心。

8. 心理护理

加强与患者的交流沟通，仔细聆听患者的诉说，给予患者精神安慰与支持。与患者一起寻找便秘的原因，共同制订排便计划，消除其心理不安因素，减轻精神压力等。

9. 健康指导

向患者及家属解释便秘对人体的危害，以及预防便秘的重要性及方法。告诉患者及家属不良的生活方式和饮食习惯、运动量不足、滥用药物、精神因素等与便秘的关系。教会患者观察病情、简单处理便秘的方法，告知患者使用缓泻药的原则。

（二）腹泻患者的护理措施

1. 控制腹泻，维持水、电解质平衡

1）病情观察

排便状态及大便性状的观察：不同原因引起的腹泻，可产生不同的大便特征。应注意正确记录腹泻患者大便次数、量、形状、颜色、气味等，并及时送检大便标本。

脱水的观察：由于患者腹泻排出大量水分和电解质，造成体内水分不足，引起水、电解质紊乱，可能导致休克和心力衰竭。故应评估腹泻患者脱水的程度，每小时监测出入量情况；同时注意观察患者的神志及生命体征变化，及时给予液体、电解质、营养物质的补充，以满足患者每日需要量，补充额外丧失量，维持血容量，防止脱水和循环衰竭发生。

2）药物治疗原则

腹泻患者应以病因治疗为重点，遵医嘱给予止泻药，使用止泻药物应注意：①明确病因后，轻度腹泻患者应慎用止泻药，因腹泻有将体内有害物质清除至体外的作用。②诊断不明而又不能排除严重疾病时，应慎用止泻药，不能因症状控制而放松观察和治疗。③尽量避免服用可成瘾的药物，只能在必要时短期使用。

3）用药后观察

一般止泻药具有收敛作用，其颗粒表面积大，可吸收水分和有毒物质。用药时应注意记录大便次数、性状和量，了解用药后的反应，一旦腹泻控制应立即停药。用药过程中大便颜色变黑属正常现象。

2. 减轻肛周刺激，增加舒适感

因大便中含有酸性及消化酶等刺激性物质，频繁排便可使肛周皮肤受损，引起瘙痒、疼痛、糜烂及感染，应指导和帮助患者排便后用软布清洗肛门。局部可湿热敷，肛周可涂、敷抗生素软膏以保护肛周皮肤，促进愈合。

3. 饮食疗法

饮食中脂肪含量不宜过多，过多会造成消化、吸收障碍，增加肠道的负担。大量摄取生冷、纤维素含量高、不易消化的食物可造成机械性刺激，促进肠蠕动，故患者应进食清淡、少渣、易消化、营养丰富的高蛋白、高热量、高维生素和矿物质丰富的食物。忌食豆类和乳制品，以防肠胀气。患者腹泻好转后逐渐增加食量，以利于体力的恢复，维持体重。

4. 健康指导

（1）建立并维持满意的生活方式：生活有规律，注意劳逸结合。功能性腹泻的患者，应使其了解精神因素在疾病发展过程中所起的作用，协助患者合理安排生活与工作，建立和谐、健康的生活方式。

（2）注意饮食卫生：向患者及家属讲明饮食对疾病的治疗与预防的重要性，指导其注意饮食卫生，如蔬菜、水果应清洗干净，生、熟食品应分开加工等。饭前、便后应洗手，养成良好的卫生习惯。

（3）讲解止泻药相关知识：告知患者应遵医嘱按时服药，不能自行吃药或停药，尤其注意勿滥用止泻药，以免造成便秘和成瘾。

5. 心理护理

保持心态平衡，腹泻可由生理及心理因素造成。精神紧张可刺激自主神经，造成肠蠕动增加及黏液分泌亢进。因此，必须使患者情绪稳定。可通过解释、鼓励和提高患者的认知水平来调节其情绪。为患者提供清洁、安静的休养环境，保证患者安静、舒适地休息。

（三）大便失禁的护理措施

若无禁忌，保证患者每天摄入 3 000 mL 的液体。如果有粪块嵌塞，给予清除。如果病情允许，鼓励患者活动锻炼。提供床旁便器和辅助器具（轮椅、拐杖），或帮助患者如厕。在肛周涂保护性软膏，减轻皮肤刺激。建立排便规律：①鼓励患者每天在同一时间排便。②早饭后或喝热饮料后，给患者甘油栓剂并使用手法刺激，每次 10 ～ 15 min，直到产生便意。③排便时尽量采取坐姿。必要时指导患者选择合适的大便失禁器具。

第四节　睡眠障碍

睡眠和觉醒是人一生中反复交替的两种生理状态。睡眠占据人类生命中大约三分之一的时间，是人类生存的必要条件，它受接近地球自转周期的"昼夜节律"的影响，同时也受人类自身"生物钟"的调控。睡眠障碍是指睡眠的数量、质量或时间发生紊乱。睡眠障碍在一般人群中很常见，根据其定义和研究的人群构成不同，得出的患病率也有很大的不同。随着年龄的增长，失眠的发生率呈升高趋势，睡眠障碍是老年人常见的症状之一。

一、辅助检查

睡眠客观的测定和评价依靠实验室多导睡眠监测。整夜连续的脑电图、眼动电图和肌电图的综合分析可以准确地确定睡眠的分期。需要测定的相应指标如下。

（一）与呼吸有关的指标

与呼吸有关的指标包括口鼻气流、胸腹呼吸运动、血氧饱和度的无创性测定及食管压力等。

（二）与心脏功能有关的指标

与心脏功能有关的指标有：①心电图的连续监测，以了解睡眠中的心肌供血及心律失常情况；②血压的监测，通过了解睡眠中血压的变化过程和与呼吸心脏变化的关系，来确诊相关疾病，如发作性睡眠或睡眠呼吸暂停综合征。

二、护理措施

观察并记录患者的睡眠情况、伴随症状及程度。和患者一起分析引起睡眠障碍的生理、心理、环境、生活习惯等因素，并讨论去除或减轻这些因素的有效方法。

（1）帮助患者建立良好的睡眠习惯：①调整作息时间，合理安排日间活动，午间可安排小睡，晚间保证有固定的就寝时间。②改善睡眠环境，减轻声音的干扰，调整适宜的光线与温度，保持卧室的舒适与整洁。③采取有助于入眠的行为，并将其规律化。如患者就寝前沐浴、刷牙、上洗手间；睡前短时间地阅读、听音乐，使自己放松等。④改善不良的睡眠习惯。如患者应避免在非睡眠的时间卧床；避免睡前 2 h 过度饮食与过度活动；避免睡前饮用刺激性饮料（如咖啡、茶或可乐）等。⑤患者夜间醒后避免强光照射；起床后 30 min 内接受日光照射 1 h 以上，有利于培养规律的睡眠觉醒节律。⑥尽量提供患者平常睡前习惯的环境及条件，减少病房环境与治疗活动对患者睡眠的干扰，并协助患者采取舒适的卧姿。

（2）心理护理：①护士应掌握患者的心理动态，帮助患者认识和发觉自己产生恐惧和忧虑的根源。消除患者睡前精神紧张和不安，保持良好的精神状态，促进睡眠。②关心和体贴患者，耐心倾听其主诉，多与其交流，建立相互信任的关系。③若患者在生活中遇到突发事件，调适困难，可提供个别交谈的机会，适时给予理解并设法解决，或向患者介绍心理咨询医生。④指导患者学习放松技巧，如渐进性肌肉放松、冥想、自我暗示等，以增强患者放松感与舒适感。⑤鼓励患者积极治疗原发病，增强其战胜疾病的信心。

（3）用药护理：①指导患者遵医嘱合理服药。②观察并记录患者的服药情况及评估药物对睡眠的影响。

（4）健康指导：①睡眠卫生对保持正常和良好的睡眠是非常重要的。睡眠环境、舒适度、安静程度、空气质量、温度及光线等都是影响睡眠卫生的重要因素。提供最适合的睡眠环境和消除患者不良的睡眠习惯对治疗失眠是非常奏效的。不良的睡眠习惯常引起失眠。②使患者了解不规则的起居时间、过多或过少的睡眠都可能干扰睡眠节律引起失眠。③ 40 岁以后人体随年龄增长会出现一些睡眠生理变化，特别是在 45 岁之后，会出现睡眠的潜伏期延长，睡眠中觉醒次数增加，有时还会出现睡眠呼吸暂停综合征和周期性下肢运动。随年龄增长，人群发生失眠的概率会有所增加。所以，45 岁以上的失眠人群应积极采取应对措施，减少白天的小睡时间，增加室外活动。④咖啡因、尼古丁和乙醇都是与睡眠密切相关的物质。大量饮酒会引起患者在睡眠中出汗和头痛，咖啡因和尼古丁可增加患者在睡眠中觉醒的次数，减少总的睡眠时间。因此，戒烟或睡前不吸烟，停止饮用酒和含有咖啡因的饮料，可有效防治失眠。⑤及时向患者讲解疾病知识，包括治疗原则、方法、效果及注意事项。⑥睡眠过度的患者如果使用药物不能控制嗜睡症状，则应避免驾车等有一定危险性的活动，以免受伤。

第五节　语言障碍

语言是人类特有的复杂而重要的功能，人类每天加工处理大量信息，其中最重要的是语言符号（视觉和听觉符号）信息。语言是通过应用符号达到交流的目的，即符号的运用（表达）和接受（理解）能力。符号包括口头的、书写的（文字）符号，用口头表达的语言叫对话语言，用文字书写的语言叫文字语言。失语症是由于大脑受损引起的语言交流能力的丧失或受损，或大脑局部病变导致的后天性或获得性语言障碍。失语症患者在无意识障碍的情况下，对语言交流符号的运用和认识发生障碍，语言表达及理解能力受损或丧失。患者无感觉缺损，能听到会话和看见文字，但不理解会话和文字的意义。患者无口咽部肌肉瘫痪、共济失调，但不能清晰地说话或说出的话不能表达清楚意思，听者难以理解。构音障碍是指和发音有关的神经和肌肉的障碍引起发音异常或构音不清，是单纯的言语障碍，构音障碍无理解障碍，写字、读书没有异常，不属于失语症。

一、辅助检查

头部 CT 和头部 MRI 是诊断失语症、构音障碍的重要依据，在确定有语言障碍的基础上，应通过头部 CT 或头部 MRI 确定大脑是否有局部病灶。同时应进一步确定局部病灶是否为言语的功能区，再结合失语症的检查进一步区分是哪种失语症及是否有构音障碍。如果为脑血管疾病所致的失语症或构音障碍，则可进一步通过颈部血管超声和经颅多普勒超声（TCD）、MRI、计算机体层成像血管造影（CTA）及 DSA 等进一步观察血管的走行、动脉硬化程度和有无狭窄、闭塞、血管畸形及动脉瘤等。

二、护理措施

（一）选择有效的沟通方式，满足患者的生活需要

把信号灯放在患者的手边。注意观察患者非语言的沟通信息。与患者交谈时注意减少环境中的干扰因素，如电视、病室内人员的声音等。提出的问题应直接、简短，一次只问一个问题，使患者能用"点头"或"摇头"来回答问题。安排熟悉患者情况、能与其进行有效沟通的医护人员为患者提供连续护理，以减少无效交流。

（二）在病情平稳后，尽早进行语言训练

鼓励患者多说话。给患者充足的时间回答问题。护士对患者说话时，应慢且清楚，重复关键词，必要时使用躯体语言。对于失语症患者，语言功能训练是非常重要的，护士应指导患者和家属进行语言训练。具体方法如下。

（1）对于完全性运动性失语的患者，即完全不会讲话的患者，应从学发音开始。

如让患者发"啊"音，或用嘴吹哨来诱导发音。然后让患者学说常用的、熟悉的单字，如吃、喝、好、不，再教患者讲双音节词、短语、短句，最后说长句。训练时，将说话与视觉刺激结合，这样效果较好。

（2）运动性失语的患者讲话费力或讲不清楚，这种患者常常词汇贫乏，只能讲单词或单句。对运动性失语的患者进行语言训练比较容易，主要是耐心地教其学会更多的词汇和掌握语言肌肉的运用技巧。可通过多读（报纸或书）来练习舌的灵活性。

（3）对感觉性失语的患者，可以用视觉逻辑法或手势法来训练。视觉逻辑法是让语言与视觉结合，促使语言功能恢复。比如给患者端上饭、放好勺，并告诉患者吃饭。反复刺激，让患者理解。手势法就是训练者将手势与语言结合起来，如说洗脸，同时用毛巾示意抹脸，患者会很快理解并主动接毛巾洗脸。

（4）混合性失语的患者既听不懂，又不会说话。这种患者的语言训练较困难，训练时需将说、视、听结合起来。如让患者洗脸，既要说洗脸，又要指着毛巾和脸盆，并做抹脸手势让患者看，如此反复讲述。

（5）失语症状严重的患者，其语言训练需反复刻苦地练习，不仅要求患者要有信心，训练者也要有耐心。平时要与患者多面对面地交谈，给患者读书、报纸。跟患者交谈时要慢慢地说，句子要短，内容要简单，让患者有聆听、理解并做出应答的时间，必要时重复几遍。

练习发音和讲话要从单音开始，由易到难。鼓励患者主动练习，反复练习，持之以恒，就能使患者语言障碍恢复得很好，甚至完全康复。

（三）心理护理

护士及家属应耐心对待失症语患者，及时了解患者的心理变化，给予心理支持。心理护理过程中应注意如下事项。

当患者进行尝试和获得成功时应给予鼓励。当患者试着与人沟通时要耐心倾听。尽量避免在患者面前说他不能说话，以免挫伤患者的自尊心。不要对患者大声说话，除非患者有听力障碍。对患者说话时，要站在患者前面，眼光要注视患者。对患者的挫折感要表示理解。鼓励患者慢慢说，说话之间可以停顿。鼓励家属探视，增加患者与家属交流的机会。

第六节　感觉障碍

感觉是作用于各感受器的各种形式的刺激在人脑中的直接反映。感觉包括躯体感觉和内脏感觉，而躯体感觉包括一般躯体感觉和特殊躯体感觉。躯体感觉障碍可分为客观感觉障碍和主观感觉障碍。外界给予刺激（如针刺），患者出现异常的感觉（如痛觉迟钝），检查者可以由此感知患者的感觉障碍，称为客观感觉障碍。与此相对，如果外界没有给予刺激，患者有异常的感觉（如麻木），称为主观感觉障碍。

一、辅助检查

末梢型感觉障碍应选择肌电图检查、脑脊液检查，必要时做神经活组织检查。后根型和脊髓型感觉障碍应根据感觉平面选择脊髓 CT 或 MRI、脑脊液检查、脊髓椎管造影等。脑干型、丘脑型、内囊型、皮质型等感觉障碍应选择脑 CT 或 MRI、脑电图、DSA 等检查。癔症型感觉障碍应从心理方面进行检查。

二、护理措施

（一）对有刺激性症状的感觉障碍患者的护理

保证患者所处的环境安全，病室内不放置危险物品。避免病室温度过高或过低；避免锋利物品、强光、高频声音等刺激。可使用眼罩或窗帘遮挡阳光，减少视觉刺激。保持病室安静，限制探视，减少噪声刺激。

（二）对有抑制性症状的感觉障碍患者的护理

（1）注意患者肢体的保暖。

（2）慎用热水，防止烫伤。使用热水时，指导患者用健侧的手先去试水温。

（3）给患者做知觉训练，如用砂纸、毛线等刺激患肢产生触觉，用冷水、温水刺激患肢产生温度觉，用针尖刺激患肢产生痛觉等。

（4）用粗布或手刺激患肢，促进其感觉功能恢复。教会患者、家属促进患肢感觉恢复的常用方法，如可使用冷水、热水交替刺激感觉减退的患肢；每日按摩或摩擦患肢，以增加其感觉。

（三）感觉障碍患者的生活护理及安全保障

每日用温水擦洗感觉障碍的身体部位，以促进血液循环和感觉恢复。协助患者翻身，按摩骨突处，以免发生压疮。保持患者床铺清洁、平整、干燥，防止有感觉障碍的身体部位受伤。患者卧床时应加床档防止坠床。恢复期患者练习行走时应搀扶患者，并清除活动范围内的障碍物，保持患者活动范围内地面清洁、干燥。

（四）健康指导

（1）早期，在病情允许下，在肢体受限范围内应指导患者尽早活动，以预防水肿、肢体挛缩等并发症。

（2）让患者认识到单靠医生的治疗不能使受伤的肢体完全恢复功能，患者应积极主动地参与治疗。

（3）指导患者经常主动活动肢体，照顾者应经常给患者做肢体按摩和被动活动。

（4）周围神经病患者常有感觉丧失，因此失去了疼痛的保护机制。无感觉区容易发生外伤。一旦发生外伤，伤口较难愈合。必须教育患者不要用无感觉的部位去接触危险物体，如运转中的机器等。对有感觉丧失的手，应经常保持清洁，戴手套保护。若坐骨神经或腓总神经损伤，应保护足底，特别是在穿鞋时，要防止足部的磨损。

（5）患者无感觉区也容易因压迫发生溃疡，指导患者应注意观察在夹板或石膏内的皮肤是否发红或破损，若出现夹板、石膏松脱、碎裂现象，应立即就诊。

第七节　认知障碍

认知障碍包括痴呆和精神发育迟滞（MR）。痴呆是指由各种原因致脑损伤而产生的后天获得性认知功能障碍的一组综合征，痴呆包括记忆、定向力、计算、读写、学习、理解、判断等功能障碍。痴呆应理解为持续性智能损害，至少持续4个月，有别于常见的急性脑外伤、代谢障碍和中毒疾病引起的短期智能损害和意识错乱。精神发育迟滞，也称为智力落后或精神发育不全，是儿童常见的一种发育障碍。精神发育迟滞主要表现为智力低下，如社会适应能力、学习能力和生活自理能力低下，其言语、注意、记忆、理解、洞察、抽象思维、想象、心理活动能力等都明显落后于同龄儿童。智力低下是诊断精神发育迟滞的依据。

一、辅助检查

头部CT和头部MRI是诊断各种痴呆的重要依据。在简易临床精神状态检查和智能测试认定有痴呆的基础上，通过头部CT和头部MRI检查进一步观察是否有脑萎缩或局灶病变；如有脑萎缩，应观察是大脑萎缩还是脑干或小脑萎缩；如有大脑萎缩，则应进一步观察是全部萎缩还是局部萎缩。如阿尔茨海默病（AD）应是大脑的全面萎缩，而皮克病性痴呆则应是局部脑叶萎缩，如为血管性痴呆则应有相应的局灶病变。

二、护理措施

（1）在患者衣袋中放记有本人姓名、年龄、性别、家庭住址，以及配偶、子女的姓名和电话号码的卡片，以便走失后获得救助联系。

（2）由于患有记忆障碍，患者往往刚吃完饭就忘了，以致进食过度，因此要合理安排进食时间，定时、定量进食。饭菜要有足够的营养，荤素搭配。多选择易咀嚼、易吞咽、易消化的食品。多食豆类、水果、果壳类（如核桃、杏仁、花生、栗子等）、菌类（如香菇、银耳、黑木耳等）食物。

（3）患者后期出现失语症，失去与人交流的能力，从而加快痴呆的发展，故应及早进行语言训练。训练从简单到复杂，可跟着数数，说单字，再说短句、长句，以防止或减慢病情的进展。

（4）鼓励患者进行力所能及的日常活动，如洗脸、刷牙、穿衣、扫地等，减缓病情进展。

（5）做好生活护理，严防意外。

第三章　神经内科疾病的护理技术及应用

第一节　脑血管疾病

一、短暂性脑缺血发作

短暂性脑缺血发作（TIA）是颈内动脉系统或椎－基底动脉系统发生短暂性血液供应不足，引起局灶性脑缺血，导致突发的、短暂的、可逆的神经功能障碍。发作持续数分钟，通常在 30 min 内完全恢复，超过 2 h 常遗留轻微神经功能缺损，或CT 及 MRI 显示脑组织缺血征象。

（一）病因和发病机制

1. 脑动脉粥样硬化

动脉内膜表面的灰黄色斑块，斑块表层的胶原纤维不断增生及含有脂质的平滑肌细胞增生，导致动脉管腔狭窄，可引起 TIA。或者纤维斑块深层的细胞发生坏死，形成粥样斑块，使小动脉管腔狭窄甚至阻塞，也可引起 TIA。动脉粥样硬化的病因主要有高血压、高脂血症、糖尿病、吸烟、肥胖、胰岛素抵抗等。

2. 微栓塞

微栓塞为主要 TIA 病因。颈部大动脉管壁粥样硬化斑块脱落的微栓子进入颅内血管，引起相应动脉闭塞而产生临床症状，不久微栓子碎裂随血液流走，临床症状消失。

3. 椎动脉受压

突然而急剧的头部转动或颈部伸屈，可压迫粥样硬化的椎动脉，减少脑血流量，引起 TIA，尤其在颈椎病的基础上易发生 TIA。

4. 血流动力学改变

颈内动脉狭窄超过 90% 会影响脑血流量，当发生低血压或血压波动时，导致病变血管的血流减少，发生 TIA，尤以椎－基底动脉狭窄多见。

5. 心功能障碍和心律失常

心功能障碍如心肌梗死、风湿性心脏瓣膜病、弥漫性病毒性心肌炎、感染性心内膜炎、心房黏液瘤和严重心律失常等均可引起 TIA。

6. 其他

血小板增多症、红细胞增多症、颅内或锁骨下动脉盗血综合征都可引起 TIA。

（二）临床表现

TIA 好发于 50～70 岁中、老年人，男性多于女性。

1. 颈内动脉系统 TIA

颈内动脉系统 TIA 最常见的症状为单瘫、偏瘫、偏身感觉障碍、失语、单眼视力障碍等，亦可出现同向性偏盲等。主要表现为：①单眼突然出现一过性黑蒙或视力丧失，持续数分钟可恢复。②对侧肢体轻度偏瘫或偏身感觉异常。③优势半球受损出现一过性的失语或同时出现面肌、舌肌无力。

2. 椎 – 基底动脉系统 TIA

椎 – 基底动脉系统 TIA 主要表现为脑干、小脑、枕叶、颞叶及脊髓近端缺血，出现神经缺损症状。主要症状如下：①最常见的症状是一过性眩晕、眼震、站立或步态不稳。②一过性视物成双或视野缺损等。③一过性吞咽困难、饮水呛咳、语言不清或声音嘶哑。④一过性单肢或双侧肢体无力，感觉异常。⑤交叉性瘫痪、轻偏瘫等。少数患者可有意识障碍或猝倒发作。

（三）治疗原则

TIA 的治疗原则是综合治疗和个体化治疗。

在医生指导下积极治疗危险因素，如高血压、高脂血症、心脏病、糖尿病、脑动脉硬化症等。抗血小板聚集，可选用的药物有阿司匹林或氯吡格雷等。改善脑微循环，可选用的药物有尼莫地平、桂利嗪等。扩张脑血管，可选用的药物有脑心通等。

（四）护理评估

1. 健康史

询问患者有无脑动脉硬化症病史，有无高血压、心脏病、糖尿病、高脂血症、颈椎病及严重贫血等。

发病前有无血压明显升高、急性血压过低、急剧的头部转动和颈部伸屈、严重失水等情况发生。

2. 身体状况

TIA 多突然起病，迅速出现局限性神经功能缺失的症状和体征，历时短暂，数分钟达到高峰，持续数分钟或十余分钟缓解，可反复发作，每次发作症状相似，不留后遗症，可根据相应症状对患者身体状况进行评估。

1）颈内动脉系统 TIA 的评估

患者病变对侧单肢无力或轻偏瘫，可伴对侧面部轻瘫，病变侧单眼一过性黑蒙是颈内动脉分支眼动脉缺血的特征性症状，优势半球缺血时可有失语。

患者可出现对侧偏身麻木或感觉减退、对侧同向性偏盲。

2）椎 – 基底动脉系统 TIA 的评估

患者有眩晕及平衡障碍，少数伴耳鸣。

患者特征性症状为跌倒发作（患者转头或仰头时下肢突然失去张力而跌倒，无意识丧失，可很快自行站起）、短暂性全面性遗忘（发作性短时间记忆丧失，持续数分钟至数十分钟）和双眼视力障碍。

3. 心理－社会状况

患者因突然发病或反复发作，常产生紧张、焦虑和恐惧情绪。也有患者因缺乏疾病相关知识而麻痹大意。

4. 辅助检查

血脂、血流变学检查，可发现全血黏度增高及血小板聚集性增加。

（五）护理诊断

1. 有受伤的危险

患者有受伤的危险，与 TIA 发作时的一过性眩晕、失明等有关。

2. 潜在并发症

可能存在潜在并发症，如脑血栓形成等。

（六）护理措施

1. 一般护理

患者应合理休息与运动，并采取适当的防护措施，避免跌倒和受伤。心功能障碍者，应绝对卧床休息。

TIA 发作时应卧床休息，枕头不宜太高，仰头或头部转动时动作应缓慢、轻柔，转动幅度不宜过大。

频繁发作的患者应避免重体力劳动，必要时如厕、沐浴及外出活动应有家人陪伴。

患者应保持呼吸道通畅，遵医嘱吸氧，及时清除口鼻分泌物。

2. 病情观察

TIA 频繁发作的患者应注意观察和记录每次发作的持续时间、间隔时间和伴随症状。

观察患者肢体无力或麻木是否减轻或加重，有无头痛、头晕或其他脑功能受损的表现，警惕完全性脑梗死的发生。

3. 用药护理

应用抗血小板聚集剂，如阿司匹林，宜饭后服用，久服可引起恶心、呕吐、皮疹，以及消化道溃疡和出血，需注意观察患者情况，发现异常及时通知医生。还应密切观察患者有无出血倾向。

指导患者遵医嘱正确用药，不可随意更改服药方法、终止服药或自行购买其他药服用，应告知患者药物的作用、不良反应及注意事项。

4. 饮食护理

给予患者营养丰富、易于消化的食物。对有高血压、动脉硬化、心脏疾病者，应根据病情给予低盐、低脂、低糖、高蛋白和维生素含量丰富的饮食，如精瘦肉、豆制品。

患者应戒烟酒及辛辣、油炸食物，勿暴饮暴食，以免引起血管痉挛导致血压升高，不利于康复。多食蔬菜、水果，如菠菜、油菜、猕猴桃、苹果等，养成良好的饮食习惯，根据患者情况适时给予相关健康指导。

5. 心理护理

TIA 多突然发病，患者多极度紧张、恐惧，故护士应细心向患者解释病情，并给予鼓励和安慰。

护士及家属更应稳定情绪，在患者发作期间应沉着冷静。护士在进行各种治疗时动作宜轻柔，态度应和蔼可亲，语言亲切，使患者情绪上的紧张变为稳定，增强战胜疾病的信心，以配合治疗和护理。

帮助患者学习自我放松的技巧，如进行深呼吸、肌肉放松训练等，缓解紧张、恐惧。

6. 环境护理

给患者创造安静、舒适的休养环境，避免因环境刺激而加重头痛。保持病室环境空气清新，定时开关窗户，保证温、湿度适宜。保持病区内安静、无噪声，做到四轻：说话轻、走路轻、关门轻、操作轻。

7. 健康指导

介绍本病的危险因素及防范知识，掌握自我护理的方法，鼓励患者树立信心，坚持锻炼。合理饮食，指导患者摄入高蛋白、低盐、低脂、清淡食物，改变不良的生活习惯，多食水果、蔬菜，戒烟、戒酒。告知患者改变体位时动作宜慢，防止直立性低血压。告知患者适当锻炼，避免劳累，生活作息有规律。指导患者遵医嘱用药，发现肢体麻木、无力、头晕、头痛或突然跌倒应引起重视，及时就医。

二、脑梗死

脑梗死（CI），又称缺血性脑卒中（CIS）。本病系由各种原因所致的局部脑组织区域血液供应障碍，导致局部脑组织缺血、缺氧性坏死，进而出现临床上对应的神经功能缺失表现。脑梗死依据发病机制的不同分为脑血栓形成、脑栓塞和腔隙性脑梗死等类型。其中脑血栓形成是脑梗死最常见的类型，约占全部脑梗死的 60%，因而通常所说的脑梗死，实际上指的是脑血栓形成。

（一）病因和发病机制

脑梗死的病因主要为动脉粥样硬化，因而产生动脉粥样硬化的因素也是发生脑梗死常见的病因。近期在全球范围内进行的相关研究结果显示，脑梗死风险中的绝大多数案例可归咎于 10 个简单的危险因素，它们依次是高血压、吸烟、腰臀比过大、饮食不当、缺乏体育锻炼、糖尿病、过量饮酒、过度的精神压力、有基础心脏疾病和高脂血症。需要指出的是，以上大多数危险因素都是可控的。本病具体的病因及其作用机制如下。

1. 血管壁本身的病变

脑梗死病因中最常见的是动脉粥样硬化，且常伴有高血压、糖尿病、高脂血症等危险因素。其可导致脑动脉狭窄或闭塞性病变，但以大中型管径的动脉受累为主，中国人的颅内动脉病变较颅外动脉病变更多见。其次为脑动脉壁炎症，如结核、梅毒、结缔组织病等。此外，先天性血管畸形、血管壁发育不良等也可引起脑梗死。由于动脉粥样硬化好发于大血管的分叉处和弯曲处，故脑血栓形成的好发部位为颈动脉的起始部和虹吸部、大脑中动脉起始部、椎动脉及基底动脉中下段等。这些部位的血管内膜上的斑块破裂后，血小板和纤维素等血液中有形成分随后黏附、聚集、沉积形成血栓，而血栓脱落形成栓子，可阻塞远端动脉导致脑梗死。脑动脉斑块也可造成管腔本身的明显狭窄或闭塞，引起灌注区域的血液压力下降、血流速度减慢和全血黏度增加，进而产生局部脑区域供血减少或促进局部血栓形成，出现脑梗死症状。

2. 血液成分改变

真性红细胞增多症、高黏血症、异常纤维蛋白原血症、血小板增多症、口服避孕药等均可致血栓形成。少数病例可有高水平的抗磷脂抗体、蛋白 C、蛋白 S 或抗凝血酶Ⅲ缺乏伴发的高凝状态等。这些因素也可造成脑动脉内的栓塞事件发生或原位脑动脉血栓形成。

3. 其他

药源性、外伤所致脑动脉夹层及极少数不明原因者可出现脑梗死。

（二）病理、生理

本病的病理、生理过程实质上是在动脉粥样硬化基础上发生的局部脑组织缺血坏死过程。由于脑动脉有一定程度的自我代偿功能，因而在长期脑动脉粥样硬化斑块形成中，并无明显的临床表现出现。但脑组织本身对缺血、缺氧非常敏感，其在供应血流中断的 4～6 min 内即可发生不可逆性损伤。故脑血栓形成的病理生理过程可分为以脑动脉粥样硬化斑块形成过程为主的脑动脉病变期和脑动脉内血栓形成伴有脑组织缺血坏死的脑组织损伤期。急性脑梗死是一个动态演变过程，在发生不可逆的梗死脑组织周围往往存在处于缺血状态但尚未完全梗死的脑区域，即缺血半暗带。挽救这些缺血半暗带是急诊溶栓治疗的病理、生理学基础。

（三）临床表现

本病好发于 50 岁以上的中、老年人，男性稍多于女性，常合并动脉粥样硬化、高血压、高脂血症或糖尿病等危险因素或对应的全身性非特异性症状。脑梗死的前驱症状无特殊性，部分患者可能有头昏、一时性肢体麻木、无力等 TIA 的表现。这些症状往往由于持续时间较短和程度轻微而被患者及家属忽略。脑梗死发病起病急，多在休息或睡眠中发病，其临床症状在发病后数小时或 1～2 d 达到高峰。神经系统的症状与闭塞血管供血区域的脑组织及邻近受累脑组织的功能有关，这有利于临床工作者较准确地对其病变位置定位诊断。以下将按主要脑动脉供血分布区对应的脑功能缺失症状叙述本病的临床表现。

1. 颈内动脉闭塞

病灶侧单眼黑蒙，或病灶侧霍纳（Horner）综合征（因颈上交感神经节后纤维受损所致的同侧眼裂变小，瞳孔变小，眼球内陷及面部少汗）；对侧偏瘫、偏身感觉障碍和偏盲等（大脑中动脉或大脑中、前动脉缺血表现）；优势半球受累还可有失语，非优势半球受累可出现体象障碍等。尽管颈内动脉供血区的脑梗死出现意识障碍较少，但急性颈内动脉主干闭塞可产生明显的意识障碍。

2. 大脑中动脉闭塞

1）主干闭塞

主干闭塞时出现对侧偏瘫、偏身感觉障碍和同向性偏盲；可伴有不同程度的意识障碍；若优势半球受累还可出现失语，非优势半球受累可出现体象障碍。

2）皮质支闭塞

皮质上分支闭塞时可出现对侧偏瘫和感觉缺失、表达性失语（Broca 失语）或体象障碍；下分支闭塞可出现感觉性失语（Wernicke 失语）、命名性失语和行为障碍等，而无偏瘫。

3）深穿支闭塞

深穿支闭塞时表现为对侧中枢性上、下肢均等性偏瘫，可伴有面舌瘫；对侧偏身感觉障碍，有时可伴有对侧同向性偏瘫；优势半球病变可出现皮质下失语。

3. 大脑前动脉闭塞

1）主干闭塞

前交通动脉开放，非近端闭塞时额叶内侧缺血，患者出现对侧下肢运动及感觉障碍，因旁中央小叶受累小便不易控制，对侧出现强握、摸索及吸吮反射等额叶释放症状。一侧大脑前动脉近端闭塞时，由于有对侧动脉的侧支循环代偿，不一定出现症状。如果双侧动脉起源于同一主干，易出现双侧大脑前动脉闭塞，出现淡漠、欣快等精神症状，双侧脑性瘫痪，大小便失禁，额叶性认知功能障碍。

2）皮质支闭塞

皮质支闭塞时表现为对侧下肢远端为主的中枢性瘫痪，可伴有感觉障碍；对侧肢体短暂性共济失调、强握反射及精神症状。

3）深穿支闭塞

深穿支闭塞时表现为对侧中枢性面、舌瘫及上肢轻瘫。

4. 大脑后动脉闭塞

1）主干闭塞

主干闭塞时可出现对侧同向性偏盲、偏瘫及偏身感觉障碍，丘脑综合征，主侧半球病变可有失读症。

2）皮质支闭塞

皮质支闭塞时，因侧支循环丰富而很少出现症状，仔细检查可发现对侧同向性偏盲或象限盲，伴黄斑回避，双侧病变可有皮质盲；顶枕动脉闭塞可见对侧偏盲，可有不定型幻觉痫性发作，主侧半球受累还可出现命名性失语。

3）深穿支闭塞

丘脑穿通动脉闭塞时表现为病灶侧小脑性共济失调、肢体意向性震颤、病灶侧舞蹈样不自主运动、对侧面部感觉障碍；丘脑膝状体动脉闭塞可出现丘脑综合征，如对侧感觉障碍（深感觉为主）以及自发性疼痛、感觉过度、轻偏瘫和不自主运动，可伴有舞蹈、手足徐动和震颤等锥体外系症状；中脑支闭塞则出现韦伯综合征（Weber 综合征），如同侧动眼神经麻痹、对侧中枢性面舌瘫和上下肢瘫；中脑支闭塞时出现本尼迪综合征（Benedikt 综合征），如同侧动眼神经麻痹、对侧不自主运动、对侧偏身深感觉和精细触觉障碍。

5. 椎 – 基底动脉闭塞

1）主干闭塞

常引起广泛梗死，出现脑神经、锥体束损伤及小脑症状，如眩晕、共济失调、瞳孔缩小、四肢瘫痪、消化道出血、昏迷、高热等，患者常因病情危重而死亡。

2）大脑后动脉闭塞

常见综合征如下。

Weber 综合征：同侧动眼神经麻痹和对侧面舌瘫和上下肢瘫。

Benedikt 综合征：同侧动眼神经麻痹，对侧肢体不自主运动，对侧偏身深感觉和精细触觉障碍。

克洛德综合征（Claude 综合征）：同侧动眼神经麻痹，对侧小脑性共济失调。

帕里诺综合征（Parinaud 综合征）：垂直注视麻痹。

3）基底动脉闭塞

常见综合征如下。

脑桥基底内侧综合征（Foville 综合征）：同侧周围性面瘫，双眼向病灶对侧凝视，对侧肢体瘫痪。

脑桥基底外侧综合征（Millard–Gubler 综合征）：同侧面神经、展神经麻痹，对侧偏瘫。

桥盖综合征（Raymond–Cestan 综合征）：对侧小脑性共济失调，对侧肢体及躯干深浅感觉障碍，同侧三叉神经感觉和运动障碍，双眼向病灶对侧凝视。

闭锁综合征：又称为睁眼昏迷，系双侧脑桥中下部的副侧基底部梗死。患者意识清楚，因四肢瘫痪，双侧面瘫及延髓性麻痹，故不能言语，不能进食，不能做各种运动，只能以眼球上下运动来表达自己的意愿。

4）椎动脉闭塞

最常见的是延髓背外侧综合征（Wallenberg 综合征），表现为眩晕、眼球震颤、吞咽困难、病灶侧软腭及声带麻痹、共济失调、面部痛温觉障碍、Horner 综合征、对侧偏身痛，温觉障碍。

（5）基底动脉尖综合征

基底动脉尖综合征是椎 – 基底动脉供血障碍的一种特殊类型，即基底动脉顶端 2 cm 内包括双侧大脑后动脉、小脑上动脉及基底动脉顶端呈"干"字形的 5 条血管闭塞所产生的综合征。其常由栓塞引起，梗死灶可分布于枕叶、颞叶、丘脑、脑干和小脑，出现眼部症状、意识行为异常及感觉运动障碍等症状。

6. 分水岭脑梗死

此系两支或两支以上动脉分布区的交界处或同一动脉不同分支分布区的边缘带发生的脑梗死。结合影像检查可将其分为以下常见类型：①皮质前型，如大脑前动脉供血区与大脑中动脉供血区的分水岭，出现以上肢为主的中枢性偏瘫及偏身感觉障碍，优势侧病变可出现经皮质性运动性失语，其病灶位于额中回，可不呈带状走行，直达顶上小叶。②皮质后型，病灶位于顶、枕、颞交界处，如大脑中动脉与大脑后动脉，或大脑前、中、后动脉皮质支间的分水岭区，以偏盲最常见，可伴有情感淡漠、记忆力减退和格斯特曼（Gerstmann 综合征）。③皮质下型，如大脑前、中、后动脉皮质支与深穿支或大脑前动脉回返支（Heubner 回返动脉）与大脑中动脉的豆纹动脉间的分水岭区梗死，可出现纯运动性轻偏瘫和（或）感觉障碍、不自主运动等。

值得注意的是，临床上许多患者的临床症状及体征并不符合上述的单支脑动脉分布区梗死的典型综合征，而表现为多个临床综合征的组合。同时，脑动脉的变异和个体化侧支循环代偿能力的差异也是临床表现不典型的重要因素。

（四）辅助检查

1. 一般检查

血小板聚集率、凝血功能、血糖、血脂、肝功能、肾功能、心电图、胸部 X 线等检查。这些检查有助于明确患者的基本病情，部分检查结果还有助于病因的判断。

2. 特殊检查

主要包括脑结构影像检查、脑血管影像检查、脑灌注检查及脑功能评定等。

1）脑结构影像检查

（1）头颅 CT：头颅 CT 是最方便和常用的脑结构影像检查。在超早期阶段（发病 6 h 内），CT 可以发现一些细微的早期缺血改变，如大脑中动脉高密度征，皮质边缘（尤其是岛叶）以及豆状核区灰白质分界不清楚和脑沟消失等。但 CT 对超早期缺血性病变和皮质或皮质下小的梗死灶不敏感，尤其后颅窝的脑干和小脑梗死更难检查出。大多数病例在发病 24 h 后 CT 可显示均匀片状的低密度梗死灶，但在发病 2 ～ 3 周，由于病灶水肿消失，导致病灶出现与周围正常组织密度相当的"模糊效应"，CT 难以分辨梗死病灶。

（2）头颅 MRI：标准的 MRI 序列（T_1、T_2 和 FLAIR 像）可清晰显示缺血性梗死、脑干和小脑梗死、静脉窦血栓形成等，但其对发病几小时内的脑梗死不敏感。弥散加权成像（DWI）可以早期（发病 2 h 内）显示缺血组织的大小、部位，甚至可显示皮质下、脑干和小脑的小梗死灶。结合表观弥散系数（ADC），DWI 对早期梗死的诊断敏感性达到 88%，特异性达到 95%。

2）脑血管影像检查

（1）颈部血管超声和 TCD：目前，脑血管超声检查为最常用的检测颅内外血管狭窄或闭塞、动脉粥样硬化斑块的无创手段，亦可用于手术中微栓子的检测。目前颈动脉超声对颅外颈动脉狭窄的敏感度可超过 80%，特异度可超过 90%，而 TCD 对颅内动脉狭窄的敏感度也可超过 70%，特异度可超过 90%。但由于血管超声技术受操作者主观性影响较大，且其准确性在总体上仍不及磁共振血管成像（MRA）、CTA 及 DSA 等有创检查方法，因而目前临床推荐将脑血管超声检查（颈部血管超声和 TCD）作为首选的脑血管病变筛查手段，但不宜将其结果作为血管干预治疗前的脑血管病变程度的唯一判定方法。

（2）MRA 和 CTA：MRA 和 CTA 是对人体创伤较小的血管成像技术，其对人体有创的主要原因系需要使用对比剂，且 CTA 有一定剂量的放射线。二者对脑血管病变的敏感度及特异度均较颈部血管超声更高，因而可作为脑血管评估的可靠检查手段。

DSA：脑动脉的 DSA 是评价颅内外动脉血管病变最准确的诊断手段，也是诊断脑血管病变程度的金标准，因而其往往也是血管内干预前反映脑血管病变最可靠的依据。DSA 属于有创检查，其致残率及致死率通常不超过 1%。

3）脑灌注检查和脑功能评定

（1）脑灌注检查：目的在于评估脑动脉血流在不同脑区域的分布情况，发病早期快速完成的脑灌注检查可区分核心梗死区域和缺血半暗带区域，从而有助于选择再灌注治疗的合适病例，此外，其还有评估神经保护剂疗效、手术干预前评估等作用。目前，临床上较常用的脑灌注检查方法有多模式 MRI、计算机体层灌注（CTP）、单光子发射计算机断层成像（SPECT）和正电子发射体层层成像（PET）等。

（2）脑功能评定：主要包括功能性磁共振成像、脑电图等对认知功能及情感状态等特殊脑功能的检查方法。

（五）诊断与鉴别诊断

1. 诊断

本病的诊断要点为：①中老年患者，多有脑血管病的相关危险因素。②发病前可有 TIA。③安静休息时发病较多，常在睡醒后出现症状。④迅速出现局灶性神经功能缺失症状并持续 24 h 以上，症状可在数小时或数日内逐渐加重。⑤多数患者意识清楚，但偏瘫、失语等神经系统局灶体征明显。⑥头颅 CT 早期正常，24 h 后出现低密度灶。

2. 鉴别诊断

1）脑出血

发病急，数分钟或数小时内出现神经系统局灶定位症状和体征，患者常有头痛、呕吐等颅内压增高症状及不同程度的意识障碍，血压增高明显。大面积脑梗死和脑出血以及轻型脑出血与一般脑血栓形成症状相似，可行头颅 CT 予以鉴别。

2）脑栓塞

起病急骤，数秒或数分钟内症状达到高峰，患者常有心脏病史。如果发生心房颤动、细菌性心内膜炎、心肌梗死时应考虑脑栓塞。

3）颅内占位

某些硬膜下血肿、颅内肿瘤、脑脓肿等发病也较快，出现偏瘫等症状及体征，需与本病鉴别。可行头颅 CT 或 MRI 予以鉴别。

（六）治疗

脑梗死属于急症，也是一种高致残率及高致死率的疾病。本病的治疗原则是：争取超早期治疗，在发病 5 h 内尽可能采取静脉溶栓治疗，在发病 8 h 内有条件的医院可进行适当的急性期血管内干预；确定个体化和整体化治疗方案，依据患者自身的危险因素、病情程度等采用针对性治疗，结合神经外科、康复科等多个科室的努力实现一体化治疗，以最大程度地提高治疗效果和改善预后。

1. 一般治疗

主要包括维持生命体征和预防、治疗并发症。其中控制脑血管病危险因素，启动规范化二级预防措施为重要内容。

1）戒烟限酒，调整不良生活和饮食方式

对所有存在此危险因素的脑梗死患者及家属普及健康的生活和饮食方式对改善疾病预后和预防疾病再发的重要性。

2）规范化二级预防的药物治疗

主要包括控制血压、血糖和血脂水平的药物治疗。

（1）控制血压：在参考高龄、基础血压平时用药、可耐受性的情况下，降压目标一般应 ≤ 140/90 mmHg，理想血压应 ≤ 130/80 mmHg。糖尿病合并高血压患者应严格控制血压在 130/80 mmHg 以下，降血压药物以血管紧张素转换酶抑制剂、血管紧张素 Ⅱ 受体拮抗剂在降低心脑血管事件方面获益明显。在急性期血压控制方面应当注意以下几点：①准备溶栓者，应使其收缩压 < 180 mmHg，舒张压 < 100 mmHg。②对脑梗死 24 h 内血压升高的患者应谨慎处理。应先处理紧张、焦虑、疼痛、恶心、呕吐及颅内压增高等情况。血压持续升高，收缩压 ≥ 200 mmHg 或舒张压 ≥ 110 mmHg，或伴有严重心功能不全、主动脉夹层、高血压脑病者，应谨慎降压治疗，并严密观

察血压变化，必要时可经静脉使用短效药物（如拉贝洛尔、尼卡地平等），最好应用微量输液泵，避免血压降得过低。③有高血压病史且正在服用降压药者，如病情平稳，可于脑梗死发病 24 h 后开始恢复使用降压药物。④脑梗死后低血压的患者应积极寻找和处理原因，必要时可采取扩容升压的措施。

（2）控制血糖：空腹血糖应< 7 mmol/L，糖尿病血糖控制的靶目标为糖化血红蛋白（HbA1c）< 6.5%，必要时可通过控制饮食、口服降糖药或使用胰岛素来控制高血糖。

在急性期血糖控制方面应当注意以下两点。血糖> 11.1 mmol/L 时可给予胰岛素治疗。血糖< 2.8 mmol/L 时可给予 10% ～ 20% 葡萄糖口服或注射治疗。

（3）调脂治疗：对脑梗死患者的血脂调节药物治疗的几条推荐意见如下。

胆固醇水平升高的脑梗死患者，应进行生活方式的干预及药物治疗。建议使用他汀类药物，目标是使低密度脂蛋白胆固醇（LDL-C）水平低于 2.59 mmol/L 或使 LDL-C 下降幅度为 30% ～ 40%。

伴有多种危险因素（冠心病、糖尿病、吸烟、代谢综合征、脑动脉粥样硬化病变）的脑梗死和 TIA 患者，如 LDL-C > 2.07 mmol/L，应使 LDL-C 水平低于 2.07 mmol/L 或使 LDL-C 下降幅度大于 40%。

对于有颅内外大动脉粥样硬化性易损斑块或动脉源性栓塞证据的脑梗死患者，推荐尽早启动强化他汀类药物治疗，建议目标 LDL-C < 2.07 mmol/L 或使 LDL-C 下降幅度大于 40%。

长期使用他汀类药物总体上是安全的。在他汀类药物治疗前及治疗中，应定期监测肌痛等临床症状及转氨酶（主要是丙氨酸氨基转移酶和天冬氨酸氨基转移酶）、肌酸激酶变化，如出现监测指标持续异常并排除其他影响因素，应减量或停药观察（转氨酶> 3 倍正常值上限，肌酸激酶值> 5 倍正常值上限时停药观察）；老年患者合并重要脏器功能不全或多种药物联合使用时，应注意合理配伍药物并监测不良反应。

对于有脑出血病史或脑出血高风险人群应权衡风险和获益，建议谨慎使用他汀类药物。

2. 特殊治疗

特殊治疗主要包括溶栓治疗、抗血小板聚集治疗、抗凝治疗、使用神经保护剂、其他特殊治疗等。

1）溶栓治疗

静脉溶栓和动脉溶栓的适应证及禁忌证基本一致。下面以静脉溶栓为例，详细介绍其相关注意问题。

（1）对脑梗死发病 4.5 h 内的患者，应根据适应证严格筛选患者，尽快静脉给予重组组织型纤溶酶原激活剂（rt-PA）溶栓治疗。使用方法：rt-PA 0.9 mg/kg（最大剂量为 90 mg）静脉滴注，其中 10% 在最初 1 min 内静脉推注，其余持续滴注 1 h，用药期间及用药 24 h 内应严密监护患者。

（2）对发病 6 h 内的脑梗死患者，如不能使用 rt-PA 可考虑静脉给予尿激酶，应根据适应证严格选择患者。使用方法：尿激酶 100 万～ 150 万 U，溶于生理盐水 100～ 200 mL，持续静脉滴注 30 min，用药期间应严密监护患者。

（3）发病 6 h 内由大脑中动脉闭塞导致的严重脑梗死且不适合静脉溶栓的患者，经过严格选择后可在有条件的医院进行动脉溶栓。

（4）发病 24 h 内由后循环动脉闭塞导致的严重脑梗死且不适合静脉溶栓的患者，经过严格选择后可在有条件的医院进行动脉溶栓。

（5）溶栓患者的抗血小板治疗或特殊情况下溶栓后还需的抗血小板聚集或抗凝药物治疗，应推迟到溶栓 24 h 后开始。

（6）临床医生应该在实施溶栓治疗前与患者及家属充分沟通，向其告知溶栓治疗可能的临床获益和承担的相应风险。

（7）溶栓适应证：年龄 ≥ 18 岁。发病 6 h 内。脑功能损害的体征超过 1 h，且比较严重。脑 CT 已排除颅内出血，且无早期大面积脑梗死影像学改变。患者或家属签署知情同意书。

（8）溶栓禁忌证：①既往有颅内出血，包括可疑蛛网膜下腔出血。②近 3 个月有头颅外伤史；近 3 周内有胃肠或泌尿系统出血；近 2 周内进行过大的外科手术；近 1 周内有在不易压迫止血部位的动脉穿刺。③近 3 个月内有脑梗死或心肌梗死史，但不包括陈旧小腔隙梗死而未遗留神经功能体征。④严重心、肝、肾功能不全或严重糖尿病患者。⑤体检发现有活动性出血或外伤（如骨折）的证据。⑥已口服抗凝药，且国际标准化比值（INR）> 1.7；48 h 内接受过肝素治疗（活化部分凝血活酶时间超出正常范围）。⑦血小板计数 < 100×10^9/L，血糖 < 2.7 mmol/L。⑧收缩压 > 180 mmHg，或舒张压 > 110 mmHg。⑨ CT 显示低密度范围大于 1/3 大脑半球。⑩其他不适合溶栓治疗的条件。

2）抗血小板聚集治疗

急性期（一般指脑梗死发病 6 h 至 2 周，进展性脑梗死时间）的抗血小板聚集推荐意见如下：①对于不符合溶栓适应证且无禁忌证的脑梗死患者应在发病后尽早给予阿司匹林 150～ 300 mg/d，口服，急性期后可改为预防剂量 50～ 150 mg/d。②溶栓治疗者，阿司匹林等抗血小板聚集药物应在溶栓 24 h 后开始使用。③对不能耐受阿司匹林者，可考虑选用氯吡格雷等抗血小板聚集治疗。

此外，在抗血小板聚集二级预防的应用中需要注意以下几点。①对于非心源性栓塞性脑梗死患者，除少数情况需要抗凝治疗外，大多数情况均建议给予抗血小板聚集药物预防脑梗死复发。②抗血小板聚集药物的选择以单药治疗为主，氯吡格雷、阿司匹林都可以作为首选药物；有证据表明氯吡格雷效果优于阿司匹林，尤其对于高危患者获益更显著。③不推荐常规应用双重抗血小板聚集药物，但对于有急性冠状动脉疾病（如不稳定型心绞痛、无 Q 波心肌梗死）或近期需要做支架成形术的患者，推荐联合应用氯吡格雷和阿司匹林。

3）抗凝治疗

抗凝治疗的药物主要包括普通肝素、低分子肝素和华法林。其应用指征及注意事项如下。

（1）对大多数急性脑梗死患者，不推荐无选择地早期进行抗凝治疗。

（2）对于少数特殊患者（如主动脉弓粥样硬化斑块、基底动脉梭形动脉瘤、卵圆孔未闭伴深静脉血栓形成或房间隔瘤等患者）的抗凝治疗，可在谨慎评估风险、效益比后慎重选择。

（3）特殊情况下溶栓后还需抗凝治疗的患者，应在 24 h 后使用抗凝剂。

（4）无抗凝禁忌证的动脉夹层患者发生脑梗死后，首先选择普通肝素治疗；随后改为口服华法林抗凝治疗，通常使用 3～6 个月；随访 6 个月如仍然存在动脉夹层，则需要更换为抗血小板聚集药物长期治疗。

4）使用神经保护剂

对急性期脑梗死患者可试用自由基清除剂、电压门控性钙通道阻滞剂、兴奋性氨基酸受体阻断剂等治疗。

5）其他特殊治疗

有条件的医院可对合适的脑梗死患者进行急性期血管内干预和外科手术治疗，如对发病 6 h 内的脑梗死患者可采用动脉溶栓及急性期支架或机械取栓治疗；对大面积脑梗死患者必要时可采用去骨板减压术治疗。

3. 并发症的防治

脑梗死急性期和恢复期容易出现各种并发症，其中吸入性肺炎、压疮、尿路感染、下肢深静脉血栓形成、肺栓塞，以及吞咽困难所致营养不良等可明显增加不良预后的风险。因而对这些并发症的有效防治和密切护理也是脑梗死规范化治疗过程中一个关键的环节。

4. 康复治疗和心理治疗

应尽早启动脑梗死患者个体化的长期康复训练计划，因地制宜地采用合理的康复措施。有研究结果提示，脑梗死发病后 6 个月内是神经功能恢复的"黄金时期"，对语言功能的有效康复甚至可长达数年。同时，对脑梗死患者心理和社会上的辅助治疗也有助于降低残疾率，提高生活质量，促使其早日重返社会。

（七）护理评估

1. 健康史

1）病因和危险因素

了解患者有无颈动脉狭窄、高血压、糖尿病、高脂血症、TIA 病史，有无脑血管疾病的家族史，有无长期高盐、高脂饮食和烟酒嗜好，是否进行体育锻炼等，详细询问 TIA 发作的频率与表现形式以及是否进行正规、系统的治疗。是否遵医嘱正确服用降血压、降血糖、降血脂及抗血小板聚集药物，以及治疗效果及目前用药情况等。

2）起病情况

了解患者发病的时间、急缓及发病时所处的状态，有无头晕、肢体麻木等前驱症状，是否存在肢体偏瘫、失语、感觉和吞咽障碍等局灶定位症状和体征，有无剧烈头痛、喷射性呕吐、意识障碍等全脑症状和体征及其严重程度。

（1）脑血栓形成，好发于中老年人，发病前有头昏、头痛、肢体麻木无力等前驱症状，部分患者发病前有 TIA 病史。

常在安静状态下或睡眠中发病，次日早晨醒来时可发现一侧肢体瘫痪，语言障碍，多数患者意识清楚，少数患者可有不同程度的意识障碍，病情多在几小时或几天内发展达到高峰。病情轻者经治疗在短期内缓解，不留后遗症；重者病情进展快，可出现昏迷、颅内压增高等并发症，甚至死亡。

神经系统表现视病变部位和病变范围而定，常为各种类型的瘫痪、感觉障碍、吞咽困难及失语等。

（2）脑栓塞，可发生于任何年龄，以青壮年多见。多在活动中急骤发病，无前驱症状，为脑血管病中起病最快的一种。

意识障碍常较轻且很快恢复，神经系统局灶表现与脑血栓形成相似，严重者可突然昏迷，全身抽搐，可因脑水肿或颅内压增高继发脑疝而死亡。

部分患者可伴有肾、脾、肠、肢体、视网膜等血管栓塞的表现。

2. 心理 – 社会状况

发病后患者由于瘫痪、生活自理缺陷影响工作及生活，常出现自卑、消极或急躁心理。

观察患者是否存在因疾病所致的焦虑等心理问题；了解患者和家属对疾病发生的相关因素、治疗、护理方法、预后及如何预防复发等知识的认知程度；此外，还应了解患者的家庭条件与以及家属对患者的关心和支持度。

3. 身体状况

1）生命体征

监测患者血压、脉搏、呼吸、体温。大脑半球大面积梗死患者因脑水肿导致高颅压，可出现血压和体温升高、脉搏和呼吸减慢等异常生命体征。

2）意识状态

评估患者有无意识障碍及其类型和严重程度。脑血栓形成患者多无意识障碍，如发病时或病后很快出现意识障碍，应考虑椎 – 基底动脉系统梗死或大脑半球大面积梗死。

3）头颈部检查

检查患者双侧瞳孔大小，是否等大、等圆及对光反射是否正常；视野有无缺损；有无眼球震颤、运动受限及眼睑闭合障碍；有无面部表情异常、口角歪斜和鼻唇沟变浅；有无听力下降或耳鸣；有无饮水呛咳、吞咽困难或咀嚼无力；有无失语及其类型；颈动脉搏动强度有无减弱、杂音。

优势半球病变时常出现不同程度的失语，大脑后动脉血栓形成可致对侧同向偏盲，椎－基底动脉系统血栓形成可致眩晕、眼球震颤、复视、眼肌麻痹、发音不清、吞咽困难等。

4）四肢脊柱检查

检查患者有无肢体运动和感觉障碍；有无步态不稳或不自主运动。四肢肌力、肌张力有无下降，有无肌萎缩或关节活动受限；皮肤有无水肿、多汗、脱屑或破损；括约肌功能有无障碍。

大脑前动脉血栓形成可引起对侧下肢瘫痪，颈动脉血栓形成主要表现为病变对侧肢体瘫痪或感觉障碍。如为大脑中动脉血栓形成，瘫痪和感觉障碍限于面部和上肢；后动脉血栓形成可表现为小脑功能障碍。

（八）护理诊断

1. 躯体活动障碍

躯体活动障碍与脑细胞或锥体束缺血、软化、坏死导致偏瘫有关。

2. 感觉紊乱

感觉紊乱与脑血栓形成损害感觉传导通路有关。

3. 吞咽障碍

吞咽障碍与意识不清、延髓麻痹有关。

4. 焦虑

焦虑与担忧肢体瘫痪、感觉障碍、语言沟通困难等影响工作和生活，或家庭照顾不周及社会支持差有关。

（九）护理目标

（1）患者能掌握肢体功能锻炼的方法并主动配合进行肢体功能的康复训练，躯体活动能力增强。

（2）患者能采用有效的沟通方式表达自己的需求，能掌握语言功能训练的方法并主动配合康复活动，语言表达能力增强。

（3）患者能掌握恰当的进食方法，并主动配合进行吞咽功能训练，营养需要得到满足，吞咽功能恢复。

（4）患者感知障碍改善，未受到意外伤害。患者情绪稳定，能积极配合治疗和护理。

（十）护理措施

1. 一般护理

急性期患者卧床休息，取平卧位，遵医嘱给予氧气吸入。头部禁用冷敷，以免脑血管收缩导致血流缓慢，而使脑血流量减少。为患者提供低盐、低糖、低脂、低胆固醇、丰富维生素及足量纤维素的无刺激性饮食，防止误吸发生。保持大便通畅。病情稳定后指导并协助患者用健肢进行穿脱衣服、洗漱、进食等生活自理活动。

2. 病情观察

定时监测患者生命体征、意识状态及瞳孔变化，注意是否出现血压过高或过低的情况。

观察患者神经系统表现，及时发现有无脑缺血加重征象及颅内压增高的症状，发现异常及时报告医生并协助处理。

3. 对症护理

偏瘫、感觉障碍者，注意保持瘫痪肢体功能位，防止关节变形，及早开始肢体功能锻炼，避免损伤及给予其他相应护理。

1）躯体活动障碍的护理

（1）生活护理：根据患者自理程度给予相应的协助，如洗漱、进食、如厕、穿脱衣服等。增进患者的舒适感，满足患者的基本生活需求。

（2）安全护理：运动障碍的患者要重点防止坠床和跌倒，确保安全。应有床档、扶手等防坠床、跌倒设施。

（3）康复护理：早期康复干预，告知患者及家属早期康复的重要性、训练内容与开始的时间。一般认为，脑梗死患者只要意识清楚，生命体征平稳，病情不再发展后 48 h 即可进行康复训练；只要不妨碍治疗，康复训练开展得越早，功能康复的可能性就越大，预后也就越好。康复护理的内容如下。

重视患侧刺激：通常患侧的体表感觉、视觉和听觉减少，加强患侧刺激可以对抗其感觉丧失，避免忽略患侧身体和患侧空间。

保持良好的肢体位置：正确的卧位姿势可以减轻患肢的痉挛、水肿，增强舒适感。

体位变换：翻身主要是躯干的旋转，它能刺激全身的反应与活动，是抑制痉挛和减少患侧受压最具治疗意义的活动。

床上运动训练：正确的运动训练有助于缓解痉挛和改善已形成的异常运动模式。

恢复期康复训练：主要包括转移动作训练、坐位训练、站立训练、步行和实用步行训练、平衡共济训练、日常生活活动训练等。

综合康复训练：根据病情，指导患者合理选用针灸、理疗、按摩等辅助治疗，以促进运动功能的恢复。

（4）心理护理：关心、尊重患者，指导其正确面对疾病，增强患者自我照顾的能力与信心。

2）语言沟通障碍的护理

（1）心理护理：患者常因无法表达自己的需要和感情而烦躁、自卑，护士应耐心解释不能说话或吐词不清的原因，关心、体贴、尊重患者，避免说出伤害其自尊心的言语；鼓励患者克服羞怯心理，大声说话，当患者进行尝试和获得成功时给予肯定和表扬；鼓励家属、朋友多与患者交谈，并耐心、缓慢、清楚地解释每一个问题，直至患者理解、满意；营造和谐的氛围和轻松的语言交流环境。

（2）沟通方法指导：鼓励患者采取任何方式向医护人员或家属表达自己的需要，可借助符号、描画、图片、表情、手势等提供简单而有效的双向沟通方式。与感觉性失语患者沟通时，应减少外来干扰，除去患者视野中不必要的物品，避免患者精神分散，和患者一对一谈话等；对于运动性失语的患者沟通时，应尽量提出一些简单的问题，让其回答"是""否"或用点头、摇头示意；与患者沟通时说话速度要慢，应给予足够的时间让其做出反应；听力障碍的患者，可利用实物图片法与其进行简单的交流，文字书写法适用于有一定文化素质、无书写障碍的患者。

（3）语言康复训练：脑梗死所致失语症的患者，由梗死单元制订个体化的全面语言康复计划，并组织实施。具体方法如下。

肌群运动训练：指导患者进行唇、舌、齿、软腭、咽、喉与颌部肌群运动。包括缩唇、扣齿、伸舌、卷舌、鼓腮、吹气、咳嗽等活动。

发音训练：由训练张口诱发音、唇齿音、舌音，到反复练习单音节音，待患者能够完成单音节发音后，让其重复简单的词语，如早—早上—早上好。

复述训练：复述单字和词汇，可出示与需要复诵内容相一致的图片，让患者每次复述3～5遍，轮回训练，巩固效果。

命名训练：让患者说出常用的物品名称及说出家人的姓名等。

刺激法训练：采用患者所熟悉的、常用的、有意义的内容进行刺激，要求语速、语调和词汇长短调整合适；刺激后应诱导而不是强迫患者应答；多次反复给予刺激，并且不宜过早纠正错误；可利用相关刺激和环境刺激法等进行刺激法训练，如听语指图、指物和指字。

语言康复训练是一个由少到多、由易到难、由简单到复杂的过程，训练效果在很大程度上取决于患者的配合和参与。训练过程中应根据患者的病情及情绪状态，循序渐进地进行训练，切忌复杂化，避免产生疲劳、注意力不集中、厌倦或失望情绪，应使其体会到成功的乐趣，从而坚持训练。

3）吞咽障碍的护理

（1）病情评估：观察患者能否经口进食及进食类型、进食量、进食速度，饮水时有无呛咳；评估患者吞咽功能，有无营养障碍。

（2）饮食护理要点如下。

体位选择：选择既安全又有利于进食的体位。能坐起的患者取坐位进食，头稍前屈，不能坐起的患者取仰卧位，将床头摇起30°，头下垫枕使头部前屈。此种体位下进食，食物不易从口腔中漏出，又有利于食团向舌根运送，还可以减少食物向鼻腔逆流及误吸的危险。

食物的选择：选择患者喜爱的营养丰富、易消化的食物，注意食物的色、香、味及温度。为防止误吸，便于食物在口腔内的移送和吞咽，食物应柔软，密度与性状均一；不易松散，有一定黏度；能够变形，利于顺利通过口腔和咽部；不易粘在黏膜上。

吞咽方法的选择：空吞咽和吞咽食物交替进行；侧方吞咽；吞咽时头侧向健侧肩部，防止食物残留在患侧梨状隐窝内，尤其适合偏瘫的患者。点头样吞咽：吞咽时，配合头前屈、下颌内收如点头样的动作，加强对气道的保护，利于食物进入食管。对不能吞咽的患者，应给予鼻饲饮食并教会照顾者鼻饲的方法及注意事项，加强留置胃管的护理。

防止窒息：因疲劳有增加误吸的危险，故进食前应注意休息；应保持进餐环境的安静、舒适；告知患者进餐时不要讲话，减少进餐时环境中分散注意力的干扰因素，如关闭电视和收音机，停止护理活动等，避免呛咳和误吸；因用吸管饮水需要比较复杂的口腔肌肉功能，故患者不可用吸管饮水、饮茶，用杯子饮水时，要保持水量在半杯以上，以防止患者低头饮水的体位增加误吸的危险；床旁备吸引装置，如果患者发生呛咳、误吸或呕吐，应立即指导其取头侧位，及时清理口、鼻腔内分泌物和呕吐物，保持呼吸道通畅，预防窒息和吸入性肺炎。

4. 用药护理

（1）溶栓、抗凝药物：用药前后应监测出凝血时间、凝血酶原时间；密切观察患者意识和血压变化，观察有无出血征象，特别是颅内出血倾向。

（2）低分子右旋糖酐：用药前做皮试，阳性者禁用；部分患者用后可出现发热、皮疹甚至过敏性休克等，应密切观察。

（3）脱水剂：长期大量应用甘露醇，易出现肾损害及水、电解质紊乱等，应监测患者尿常规和肾功能。

（4）钙通道阻滞剂：可出现头部胀痛、颜面部发红、血压下降等不良反应，应监测患者血压变化，调整输液速度，一般为每分钟 20～30 滴。

5. 心理护理

（1）向患者解释病情，帮助患者正视现实，说明积极配合治疗和护理有助于病情恢复和改善预后。

（2）鼓励患者主动获取健康知识。

（3）充分利用家庭和社会的力量关心患者，消除其思想顾虑，增强战胜疾病的信心。

6. 健康指导

1）心理指导

做好患者的健康宣教，消除患者焦虑不安的情绪，说明康复护理的重要性、必要性和循序渐进性。在进行心理治疗的同时，努力为患者创造一个清洁、安静、舒适的环境。

2）饮食指导

（1）脑梗死多发于 50 岁以上，患有动脉硬化者，且该类人群常伴有高血压、冠心病、糖尿病。因此，对患者饮食的指导十分重要。

（2）向患者宣教合理膳食的重要性。宜选择低脂、低盐、低胆固醇、丰富维生素的饮食。少食动物脂肪、甜食、含胆固醇高的食物。多食新鲜蔬菜、水果、豆制品、鱼虾类。

（3）鼓励患者多饮水，适当喝茶。注意早晨起床后先喝一杯水再活动，以降低全血黏度，有利于血液循环。

（4）指导患者饮食应有规律，勿暴饮暴食或过分饥饿，养成良好的饮食习惯。告知患者应戒烟酒，以免引起血管病变，而致血压升高，不利于疾病康复。

3）休息、活动指导

（1）指导患者在急性期卧床休息，以取平卧位为宜，以保证脑血流供给，减轻脑组织缺血状况。改变体位动作要慢，防止发生直立性低血压。

（2）保持瘫痪肢体功能位置，帮助患者做患肢及关节的被动运动。

（3）病情稳定后，鼓励患者进行主动锻炼。尽早下床活动，以起床、保持患肢平衡、站立、行走的顺序进行训练指导，逐步增加活动范围和次数，最后进行上下楼梯训练，让患肢得到运动，利于功能的恢复。

4）用药指导

（1）根据患者需要和理解能力的不同，对患者有针对性地进行合理用药指导。告诉患者所用药物的适应证、禁忌证、剂量、不良反应及注意事项，使患者心中有数，主动配合治疗。

（2）脑梗死患者的治疗，常用低分子右旋糖酐降低全血黏度、改善微循环。用药过程中，告诉患者有少数人可能发生过敏反应，如出现发热、皮疹等，护士会及时处理。

（3）使用胞磷胆碱可促进脑功能和肢体功能的恢复。在使用过程中，患者可能出现皮疹、血压下降的不良反应，如出现不适，需及时告知医护人员。

（4）长时间服用阿司匹林进行抗凝治疗，可致胃肠道反应或溃疡，应告诉患者此药应饭后服用。在用药的过程中，若有皮肤淤斑、鼻出血、牙龈出血或胃出血，需及时将信息反馈给医护人员，以便调整用药。

（5）服用降血压药或降血糖药时，应遵医嘱定时、定量服用，不宜自作主张使用药物，以免影响疗效。

5）出院指导

（1）指导患者继续保持良好生活习惯，定时作息，保证充足睡眠。坚持适当运动，选择自己感兴趣且体力所能及的活动，如散步、跳舞、打太极拳等，避免过度劳累。

（2）指导患者注意保持愉快的心情、稳定的情绪，避免过于激动和紧张焦虑。

（3）指导患者合理安排膳食，控制脂肪摄入，选择清淡、含膳食纤维多的食物，控制好体重。

（6）康复锻炼：脑梗死患者的康复锻炼是一个长时间坚持的过程，应尽可能在日常生活中进行动作训练，如握球、编织毛线、拣豆子、拨算珠、写字、进行户外活动等，促进患者肢体功能和生活自理能力的恢复。

（7）语言功能训练：指导患者持之以恒地做舌运动，学习发音，使用图片、字卡等，加强患者语言功能的训练，促进语言功能恢复。

嘱患者定期到医院复查血糖、血脂和血压。积极治疗原发疾病，坚持正确服药以防脑梗死再发。

指导患者注意及早发现脑缺血先兆，如出现手指麻木无力、短暂失明或短暂说话困难、眩晕、步态不稳等现象，应立即到医院检查，以便及早给予处理。

（十一）护理评估

（1）评估患者能否掌握康复训练方法、躯体活动能力是否逐渐增强。

（2）评估感觉障碍和视力障碍是否好转，有无意外伤害等发生。

（3）评估患者能否自主进食，进食过程中有无呛咳，营养状况是否得到改善。

（4）评估患者焦虑是否减轻或消失。

第二节　周围神经疾病

一、三叉神经痛

三叉神经痛，指局限在三叉神经支配区内的一种反复发作的短暂性、阵发性剧痛。三叉神经痛可分为原发性三叉神经痛、继发性三叉神经痛两种，原发性三叉神经痛的病因及发病机制尚不清楚，继发性三叉神经痛又称症状性三叉神经痛，常为某一疾病的临床症状之一。

三叉神经痛病因尚不清楚，可能为致病因子使三叉神经脱髓鞘而产生异位冲动或伪突触传递所致。过去认为原发性三叉神经痛并无特殊病理改变，近年来临床对该类患者进行三叉神经感觉根切断术，活组织检查时发现神经节细胞消失，神经纤维脱髓鞘或髓鞘增厚，轴突变细或消失；或发现部分患者颅后窝小的异常血管团压迫三叉神经根或延髓外侧面。

（一）临床表现

1.按病因分类

1）原发性三叉神经痛

临床上将找不到确切病因的三叉神经痛称为原发性三叉神经痛，又称特发性三叉神经痛，是临床上最常见的类型。表现为三叉神经分布区域的反复发作的短暂性剧烈疼痛，呈电击样、刀割样和撕裂样剧痛，突发突止。每次疼痛持续数秒至数十秒，间歇期完全正常。疼痛发作常由说话、咀嚼、刷牙和洗脸等面部随意运动或触摸面部某一区域（如上唇、鼻翼、眶上孔、眶下孔和口腔牙龈等处）而被诱发，这些敏感区称为"扳机点"。为避免发作，患者常不敢吃饭、洗脸，面容憔悴、情绪抑郁。发作严重时可伴有同侧面肌抽搐、面部潮红、流泪和流涎，又称痛性抽搐。多见于 40 岁以上的患者。

2）继发性三叉神经痛

继发性三叉神经痛又称症状性三叉神经痛，是指由颅内外各种器质性病变引起的三叉神经继发性损害而致的三叉神经痛。多见于 40 岁以下的患者。与原发性三叉神经痛的不同点是，继发性三叉神经痛疼痛发作时间通常较长，或为持续性疼痛，发作性加重，多无"扳机点"。体检可见三叉神经支配区内的感觉减退、消失或过敏，部分患者出现角膜反射迟钝，咀嚼肌无力和萎缩。经 CT、MRI 检查可明确诊断。

2. 按症状分类

1）典型三叉神经痛

典型三叉神经痛是指符合下列特征的三叉神经痛：疼痛为阵发性反复发作；有明确的间歇期，且间歇期完全正常；有"扳机点"和明确的诱发动作；三叉神经功能正常。原发性三叉神经痛多为典型三叉神经痛。

2）非典型三叉神经痛

非典型三叉神经痛是指符合下列特征的三叉神经痛：疼痛时间延长甚至为持续性疼痛，但可有阵发性加重；无"扳机点"现象；出现了三叉神经功能减退的表现，如面部麻木、感觉减退、角膜反射迟钝、咀嚼肌无力和萎缩。继发性三叉神经痛多为非典型三叉神经痛。

（二）诊断及鉴别诊断

1. 诊断

依据典型的临床表现可以诊断三叉神经痛，区别原发性三叉神经痛和继发性三叉神经痛建议参考以下几点。

三叉神经反射电生理学检测可能有助于诊断原发性三叉神经痛。存在三叉神经感觉减退或双侧同时起病，可能为继发性三叉神经痛。术前影像学检查（MRI、CT等）有助于确诊继发性三叉神经痛。患者起病年龄较轻、异常的三叉神经诱发电位、药物治疗效果不佳及三叉神经第一支分布区域疼痛并不提示为原发三叉神经痛。

2. 鉴别诊断

原发性三叉神经痛需要与以下疾病进行鉴别。

1）继发性三叉神经痛

继发性三叉神经痛是由肿瘤、动脉瘤、动静脉畸形等引起的。

2）牙痛

牙痛主要表现为牙龈及颜面部持续性胀痛、隐痛，检查可发现牙龈肿胀、局部叩痛、张口受限，明确诊断经治疗后疼痛消失。

3）三叉神经炎

三叉神经炎是因头面部炎症、代谢病变，如糖尿病、中毒等累及三叉神经引起的三叉神经炎症反应，表现为受累侧三叉神经分布区的持续性疼痛；多数为一侧起病，少数可两侧同时起病。神经系统检查可发现受累侧三叉神经分布区感觉减退，有时运动支也被累及。

4）舌咽神经痛

疼痛部位多位于颜面深部、舌根、软腭、扁桃体、咽部及外耳道等，疼痛性质及持续时间与三叉神经痛相似，少数患者有"扳机点"，一般位于扁桃体窝或舌根部。

5）蝶腭神经痛

蝶腭神经痛主要表现为颜面深部的持续性疼痛，疼痛可放射至鼻根、颧部、眼眶深部、耳、乳突及枕部等，疼痛性质呈烧灼样、持续性、规律不明显，封闭蝶腭神经节有效。

（三）治疗

1. 药物治疗

药物治疗对原发性三叉神经痛的疗效确切，尤其适合于治疗初发原发性三叉神经痛患者，但药物治疗对继发性三叉神经痛的疗效不确切。

原发性三叉神经痛的一线治疗药物包括卡马西平和奥卡西平。

2. 外科治疗

当药物治疗的疗效减退或者出现患者无法耐受的药物不良反应而导致药物治疗失败时，可以尽早考虑外科手术治疗。外科手术方式有多种，包括经皮三叉神经半月神经节射频温控热凝术、Meckel's囊球囊压迫术、伽马刀治疗及微血管减压术。

1）经皮三叉神经半月节射频温控热凝术、Meckel's囊球囊压迫术

适应证：年龄 > 70 岁；全身情况较差；已行微血管减压术后无效或者疼痛复发；拒绝开颅手术者；带状疱疹后遗症；鼻咽癌相关性三叉神经痛。

2）伽马刀治疗

适应证：年龄 > 70 岁，糖尿病、高血压、心脏病等慢性病患者及身体一般情况差，不能耐受手术者；害怕或拒绝开颅手术，担心出现手术并发症的患者；继发性三叉神经痛，原发病灶已处理，或原发肿瘤较小者；经其他外科方法治疗后无效或复发的患者。

3）微血管减压术

微血管减压术是目前治疗三叉神经痛中疗效最好和缓解持续时间最长的治疗方法。

适应证：诊断明确的原发性三叉神经痛；药物治疗无效的原发性三叉神经痛；射频热凝、球囊压迫、伽马刀治疗无效的原发性三叉神经痛；微血管减压术后复发的典型原发性三叉神经痛；青少年起病的典型原发性三叉神经痛。

（四）护理诊断

1. 疼痛

疼痛与三叉神经损害有关。

2. 焦虑

焦虑与疼痛反复发作，担心预后有关。

3. 知识缺乏

患者可能缺乏疾病相关知识。

4. 有感染的危险

患者手术有感染的危险。

（五）一般护理

1. 一般护理

（1）室内环境应安静、整洁、空气新鲜，避免因周围环境刺激而产生焦虑情绪，以致诱发或加重疼痛。

（2）告知患者保持精神愉快，平时应保持情绪稳定，不宜激动，不宜疲劳熬夜，常听柔和音乐，保持充足睡眠，尽量避免触及"扳机点"，生活起居规律。

（3）避免发作诱因：吃饭、漱口、说话、刷牙、洗脸时动作宜轻柔，以免诱发"扳机点"而引起三叉神经痛，不吃刺激性的食物，如洋葱等。

（4）注意头面部保暖，避免局部受冻、受潮，不用太冷、太热的水洗脸。

（5）应注意三叉神经痛患者有无并发角膜炎和周围性面瘫。

2. 疼痛的护理

（1）保持室内光线柔和，环境安静、安全，嘱患者以清淡、易消化的食物为主，不宜食用刺激性的食物。

（2）嘱患者采取平卧位或半卧位休息，严密观察病情、意识、瞳孔等变化，监测生命体征，注意疼痛原因、部位、性质与诱因，指导患者运用放松、按摩等技巧减轻疼痛，保证充足睡眠，生活有规律，尽量减少刺激因素，如洗脸、刷牙、咀嚼，以免诱发疼痛。

（3）观察患者的疼痛部位、性质，了解疼痛的原因与诱因，与患者讨论减轻疼痛的方法，鼓励患者运用指导式想象、听轻音乐、阅读报纸杂志等方法分散注意力，以达到精神放松，减轻疼痛的目的。

（4）指导患者遵医嘱正确服用止痛药，并告知患者可能出现的不良反应，如卡马西平可导致头晕、嗜睡、口干、恶心、步态不稳、肝功能损害、皮疹和白细胞减少；有些症状可于数天后自行消失，嘱患者不要随意更换药物或自行停药，护士应观察、记录和及时报告医生患者出现的不良反应。

3. 感染的护理

（1）严密观察病情变化，监测生命体征，若有头痛且体温＞38.5℃时，及时报告医生，预防颅内感染，如处理不及时后果严重。

（2）手术后1周拆线，敷料保留3 d，1周后洗澡，避免局部感染。少数患者切口处数月后发现有黑色的缝合线头，不可强行扯拽。

（3）做好口腔护理，预防口腔及肺部感染等。

4. 心理护理

（1）给予心理疏导和支持，帮助患者树立与疾病做斗争的信心，积极配合治疗。以上方法无效时，可遵医嘱行纯乙醇封闭治疗或经皮三叉神经半月神经节射频温控热凝术等。

（2）评估患者及家属文化背景，使用通俗易懂的语言，使健康指导及心理疏导有计划地实施。

（3）使患者及家属了解目前治疗方案，并耐心倾听患者主诉，给予充分理解和同情，入院后详细介绍病区环境，仔细讲解疾病相关知识，尽快消除患者紧张心理。

（4）在同患者交谈时，注意声调和语气，避免对患者造成不良刺激，以免诱发疼痛。

5. 健康指导

（1）本病可为周期性发作，病程长，应帮助患者及家属掌握本病相关知识与自我护理方法，以减少发作频率，减轻患者痛苦。

（2）避免诱因：指导患者建立良好的生活习惯，保持情绪稳定和愉快心情，适当分散注意力，洗脸、刷牙动作轻柔。

（3）用药与就诊指导：遵医嘱合理用药，服用卡马西平者每1～2个月检查1次肝功能和血常规，出现眩晕、步态不稳或皮疹时及时就诊。

六、护理评估

评估患者疼痛症状是否减轻；患者情况是否良好，是否积极配合治疗；患者及其家属是否掌握疾病相关知识及用药情况；患者住院期间是否发生感染。

二、特发性面神经麻痹

特发性面神经麻痹，也称面神经炎、Bell麻痹，是指由茎乳突孔内急性非化脓性炎症引起的周围性面瘫，是常见的脑神经单神经病变，为面瘫最常见的原因。该病确切病因未明，可能与病毒感染或炎性反应等有关。临床特征为急性起病，多在3 d左右达到高峰，表现为单侧周围性面瘫，无其他可识别的继发原因。该病具有自限性，但早期合理的治疗可加快面瘫的恢复，减少并发症。

（一）诊断及鉴别诊断

1. 诊断

1）临床特点

特发性面神经麻痹任何年龄、季节均可发病。急性起病，病情多在 3 d 左右达到高峰。临床主要表现为单侧周围性面瘫，如受累侧闭目、皱眉、鼓腮、示齿和闭唇无力，以及口角向对侧歪斜；可伴有同侧耳后疼痛或乳突压痛。根据面神经受累部位的不同，可伴有同侧舌前 2/3 味觉消失、听觉过敏、泪液和唾液分泌障碍。个别患者可出现口唇和颊部的不适感。当出现瞬目减少、迟缓、闭目不全时，可继发同侧角膜或结膜损伤。

诊断特发性面神经麻痹时需要注意：①该病的诊断主要依据临床病史和体格检查。详细的病史询问和仔细的体格检查是排除其他继发原因的主要方法。②检查时应特别注意确认临床症状出现的急缓。③注意寻找是否存在神经系统其他部位病变表现（特别是脑桥小脑角区和脑干），如眩晕、复视、共济失调、锥体束征、听力下降、面部或肢体感觉减退；注意是否存在耳科疾病的表现，如外耳道、腮腺、头面部、颊部皮肤有无疱疹、感染、外伤、溃疡、占位性病变等；注意有无头痛、发热、呕吐。④注意询问既往史，如糖尿病、卒中、外伤、结缔组织病、面部或颅底肿瘤，以及有无特殊感染病史或接触史。

2）实验室检查

对于特发性面神经麻痹的患者不建议常规进行化验、影像学和神经电生理检查。

当临床需要判断预后时，在某些情况下，神经电生理检测可提供一定帮助。运动神经传导检查可发现患侧面神经复合肌肉动作电位波幅降低，发病 1 ～ 2 周针极肌电图可见异常自发电位。面肌瘫痪较轻的患者，由于通常恢复较好，一般不必进行电生理检查。对于面肌完全瘫痪者，可以根据需要选择是否行神经电生理测定，在发病后 1 ～ 2 周进行测定时，可能会对预后的判断有一定指导意义。当面神经传导测定复合肌肉动作电位波幅不足对侧 10%，针极肌电图检测不到自主收缩的电信号时，近半数患者恢复不佳。

3）诊断标准

急性起病，通常 3 d 左右达到高峰。单侧周围性面瘫，伴或不伴耳后疼痛、舌前味觉减退、听觉过敏，泪液或唾液分泌异常。排除继发原因。

2. 鉴别诊断

在所有面神经麻痹的患者中，70% 左右为特发性面神经麻痹，30% 左右为其他病因所致，如吉兰－巴雷综合征、多发性硬化、结节病、莫比斯（Mobius）综合征、糖尿病周围神经病、脑炎（真菌、病毒、细菌）、人类免疫缺陷病毒（HIV）感染、莱姆病、中耳炎、带状疱疹病毒感染、梅毒、脑干卒中、面神经肿瘤、皮肤肿瘤、腮腺肿瘤以及面神经外伤等。对于急性起病的单侧周围性面瘫，在进行鉴别诊断时，主要通过病史和体格检查，寻找有无特发性面神经麻痹不典型的特点。当临床表现不典型，或发现可疑的其他疾病线索时，需要根据临床表现评估实验室检查的价值，确定是否需要开展相关针对性的检查。特发性面神经麻痹不典型表现包括：双侧周围性面瘫；既往有周围性面瘫史，再次发生同侧面瘫；只有面神经部分分支支配的肌肉无力；伴有其他脑神经的受累或其他神经系统体征。对于发病 3 个月后面肌无力无明显好转甚至加重的患者，也有必要到神经科或耳鼻喉科进一步评估，必要时行 MRI 或高分辨率 CT 检查。

（二）治疗

1. 药物治疗

1）糖皮质激素

对于所有无禁忌证的 16 岁以上患者，急性期尽早口服糖皮质激素，可以促进神经损伤的尽快恢复，改善预后。通常选择泼尼松或泼尼松龙口服，30 ～ 60 mg/d，连用 5 d，之后于 5 d 内逐步减量至停用。发病 3 d 后使用糖皮质激素口服是否能够获益尚不明确。儿童特发性面神经麻痹恢复通常较好，使用糖皮质激素是否能够获益尚不明确；对于面肌瘫痪严重者，可以根据情况选择。

2）抗病毒治疗

对于急性期的患者，可以根据情况尽早联合使用抗病毒药物和糖皮质激素，可能会有所获益，特别是对于面肌无力严重或完全瘫痪者；但不建议单用抗病毒药物治疗。抗病毒药物可以选择阿昔洛韦或伐西洛韦，如阿昔洛韦每次口服 0.2 ～ 0.4 g，每日 3 ～ 5 次，或伐昔洛韦每次口服 0.5 ～ 1.0 g，每日 2 ～ 3 次；疗程 7 ～ 10 d。

3）神经营养剂

临床上通常给予 B 族维生素，如维生素 B_{12} 和维生素 B_1 等。

2. 眼部保护

当患者存在眼睑闭合不全时，应重视对患者眼部的保护。眼睑闭合不全、瞬目无力或动作缓慢，导致异物容易进入眼部，泪液分泌减少，使得角膜损伤或感染的风险增加，必要时应请眼科医生协助处理。建议根据情况选择滴眼液或膏剂防止眼部干燥，合理使用眼罩保护，特别是在睡眠中眼睑闭合不全时尤为重要。

3. 神经康复治疗

可以尽早开展面部肌肉康复治疗。

4. 其他

在国内，临床上经常采用针灸和理疗等方法来治疗特发性面神经麻痹，但是不同的专家对针灸和理疗的疗效和时机尚持不同意见，还需要设计更加严格的大样本临床试验进行证实。

大多数特发性面神经麻痹预后良好。大部分患者在发病后 2 ～ 4 周开始恢复，3 ～ 4 个月完全恢复。面肌完全麻痹的患者，即使未接受任何治疗，仍有 70% 在发病6个月后可以完全恢复。部分患者可遗留面部无力、面部联带运动、面肌痉挛或鳄鱼泪现象。

（三）护理

该病的护理诊断及相应的护理目标、护理措施护理评估、健康指导如下。

1. 自我形象紊乱

自我形象紊乱与面神经病变所致口角歪斜有关。

（1）护理目标：患者能正确对待疾病，接受自我形象改变的事实，并积极配合治疗和护理工作。

（2）护理措施：①情感支持，要以尊重和关心的态度与患者多交谈，鼓励患者以各种方式表达形体改变所致的心理感受，确定患者对自身改变的了解程度及这些改变对其生活方式的影响，接受患者所呈现的焦虑和失落，使患者在表达感受的同时获得情感上的支持。②教会患者及家属有关的护理，交代清楚注意事项，给予必要的生活指导，帮助患者及家属正确认识疾病所致的外观改变，提高其对形体改变的认识和适应能力。增加患者与工作人员的相互信任程度。陪伴患者，向其解释病情。③指导患者改善形象的方法，如恰当的装饰、外出时戴墨镜等；鼓励患者参加正常的社会交往活动。④密切观察举止怪异者，防止意外。

（3）护理评估：评估患者是否正确认识疾病及现存外表的改变，并树立战胜疾病的信心，主动配合治疗和护理工作。

2. 焦虑

焦虑与担心治疗效果不佳有关。

（1）护理目标：患者焦虑减轻，保持愉快心情和稳定情绪。

（2）护理措施：①安排有助于睡眠或休息的环境，帮助患者养成良好的睡眠习惯和方式。建立比较规律的活动和休息时间表，有计划地安排护理活动，尽量减少对患者睡眠的干扰。采取促进患者睡眠的措施。②增加患者对医护人员的信任程度。陪伴患者，向其解释病情。③避免患者与其他处于焦虑状态的患者接触。介绍相同疾病治疗好转的病友，以增加其战胜疾病的信心。④必要时遵医嘱给予抗焦虑药。

护理评估：评估患者焦虑是否减轻，心情是否愉快，情绪是否稳定。

3. 知识缺乏

知识缺乏与缺乏疾病的相关知识有关。

（1）护理目标：患者能够了解疾病的治疗及预后等相关知识。

（2）护理措施：①简述疾病的相关发病原因以及进行用药指导。②告知患者及家属疾病相关的护理知识。尽量避免过度用眼，少看电视、书报及操作电脑。外出时戴墨镜，避免粉尘入眼。不能用脏手帕擦眼，擦拭时，尽量闭眼，由上眼睑内侧向外下侧轻轻擦。临睡前使用金霉素眼膏或有润眼、消炎作用的眼药水，并用纱布盖眼或使用眼罩。发病2周内注意休息，注意面部保暖，忌用冷水洗脸，选用温水洗脸。

避免感冒和面部直接吹冷风。尽量减少外出，需外出时戴帽子和口罩，避免到人多、空气污浊的场所。勿靠近窗边、空调、风扇处，以免受风寒刺激加重病情。指导患者注意口腔卫生，饭后及时漱口，清除患侧滞留食物，保持口腔清洁，预防口腔感染。鼓励患者食用营养丰富、易消化、易吸收的软食或半流质饮食，进食时多将食物放在健侧细嚼慢咽，少量多餐，多食新鲜蔬菜、水果，以保证足够的维生素摄入。多吃粗粮类食物，以保持机体足够的能量供给，增强抗病能力。避免辛辣、硬、粗糙的刺激性食物。少吃油腻滞胃、不易消化物。③进行相关的康复指导，指导患者如何热敷和按摩患侧面肌，告知其用温湿毛巾热敷面部，每日 2 ～ 3 次，每次 15 ～ 20 min，并于早晚自行按摩面部，按摩力度要适宜，部位要准确，用手指轮刮眼眶，擦鼻翼。按摩前要清洁双手。当神经功能开始恢复后，鼓励患者练习瘫侧的面肌随意运动。嘱患者对镜练习皱眉、皱鼻、露齿、闭眼、拉口角、鼓腮等表情肌。指导患者进行咀嚼肌运动，嘱患者连续不间断地咀嚼口香糖，并注意观察，督促患者咀嚼，以达到训练咀嚼肌的目的。

（3）护理评估：评估患者及家属是否了解、掌握本病相关知识及自我护理方法；是否掌握面肌功能训练的方法。

4. 潜在并发症的护理

潜在并发症有语言交流障碍、进食困难、口腔感染、角膜溃疡。

（1）护理目标：患者未发生并发症。

（2）护理措施：①督促患者做好康复运动。需要多做功能性锻炼，如抬眉、鼓气、双眼紧闭、张大嘴等。每日需要坚持穴位按摩，睡觉之前用热水泡脚，做些足底按摩。用热毛巾敷脸，每晚 3 ～ 4 次，寒冷天气时，需要注意头部保暖。适当运动，加强身体锻炼，常听轻快音乐，心情保持平和愉快，保证充足睡眠。②减少光源刺激，如电脑光、电视光、紫外线等；避免冷刺激，勿用冷水洗脸、吹冷风。③指导患者进食清淡软食，多食新鲜蔬菜、粗粮等。在服药期间，忌辛辣刺激食物，如白酒、大蒜、浓茶、麻辣火锅等。保持口腔清洁，预防口腔感染。保护角膜，防止角膜溃疡。

（3）护理评估：评估患者有无并发症发生。

5. 健康指导

（1）疾病知识指导：护士应帮助患者和家属掌握本病相关知识与自我护理方法，消除诱因和不利于康复的因素。

（2）日常生活指导：鼓励患者保持心情愉快，防止因受凉、感冒而诱发；面瘫未完全恢复时注意用围巾或高领风衣适当遮挡、修饰。

（3）预防并发症：指导进食清淡软食，保持口腔清洁，预防口腔感染；保护角膜，防止角膜溃疡。

（4）功能锻炼：指导患者掌握面肌功能训练的方法，坚持每日数次面部按摩和运动。

第三节 神经内科其他疾病

一、急性脊髓炎

脊髓炎系指由于感染或变态反应所引起的脊髓疾病，亦称非特异性脊髓炎，因其病变常为横贯性损害，故又称横贯性脊髓炎。根据症状发生发展的时间定为急性脊髓炎（数天内）、亚急性脊髓炎（2～6周）和慢性脊髓炎（大于6周）。

（一）病因及发病机制

病因不明，包括不同的临床综合征，如感染后脊髓炎和疫苗接种后脊髓炎、脱髓鞘性脊髓炎（急性多发性硬化）、坏死性脊髓炎和副肿瘤性脊髓炎等。多数患者在出现脊髓症状前1～4周有上呼吸道感染、腹泻等病毒感染症状，但其脑脊液中未检出病毒抗体，脊髓和脑脊液中未分离出病毒，推测发病可能与病毒感染后自身免疫反应有关，并非直接感染所致，为非感染性炎症性脊髓炎。

（二）临床表现

四季均可发病，但以冬末春初或秋末冬初较为常见，以青壮年和农民居多。典型病例多在症状出现前数天或1～2周有上呼吸道感染或腹泻等症状，或有疫苗接种史。脊髓症状急骤发生，常先有背部疼痛或胸部束带感，继之出现双下肢麻木无力。典型的症状早期呈迟缓性瘫痪，伴膀胱直肠括约肌障碍，以后转为痉挛性瘫痪。脊髓各段均可受累，以胸段最常见，其次为颈段。由于脊髓受损的水平、范围及严重程度的不同，其体征亦不尽相同。胸段损害者，出现双下肢瘫痪；累及颈段者，出现四肢瘫，C_4 以上节段受累常出现呼吸困难；如脊髓损害由下向上发展，可从下肢开始发展到四肢瘫痪，甚至呼吸肌瘫痪，称上升性脊髓炎。

（三）辅助检查

为诊断和鉴别诊断，可选择下列辅助检查。

1. **腰椎穿刺**

腰椎穿刺简称腰穿，可测脑脊液压力及有无梗阻现象，穿刺所抽取的脑脊液可行脑脊液常规、生化、细胞学、墨汁染色、结核分枝杆菌、梅毒血清抗体等检查。

2. **血常规**

血常规检查可见白细胞计数正常或轻度增高。

3. **脊髓 MRI**

脊髓 MRI 能早期显示脊髓病变的部位、性质和范围，是诊断急性脊髓炎可靠的检查方法。

4. 头颅 MRI

头颅 MRI 可了解是否存在脊髓以外的颅内病灶。

5. 椎管造影

椎管造影可了解有无其他脊髓病变和排除压迫性脊髓病。

6. 视觉诱发电位和脑干诱发电位

视觉诱发电位和脑干诱发电位可了解视通路和脑干病变。

7. 肌电图和神经传导速度

肌电图和神经传导速度为下运动神经元及周围神经病变提供诊断依据。

（四）治疗

及时使用肾上腺皮质激素、增强体质、预防并发症、积极康复锻炼是治疗本病的关键。

1. 皮质类固醇激素

急性期，可采用大剂量甲泼尼龙短程冲击疗法，$500 \sim 1\ 000$ mg 静脉滴注，每日 1 次，连用 $3 \sim 5$ d，有可能控制病程进展，也可用注射用地塞米松，静脉滴注，每日 1 次，$7 \sim 14$ d 为一疗程。使用上述药物后改用泼尼松口服，每日 1 mg/kg 或成人每日 60 mg，维持 $4 \sim 6$ 周逐渐减量、停药。

2. 大剂量免疫球蛋白

每日用量可按 0.4 g/kg 计算，成人每次用量一般在 20 g 左右，静脉滴注，每日 1 次，$3 \sim 5$ d 为一疗程。

3. 维生素 B 族

有助于神经功能的恢复。常用维生素 B_1，肌内注射；维生素 B_{12}，肌内注射。每日 $1 \sim 2$ 次。

4. 抗生素

根据病原学检查和药敏试验结果选用抗生素，及时治疗呼吸道和泌尿系统感染，以免加重病情。

5. 其他

在急性期可选用血管扩张药，如烟酸、尼莫地平；神经营养剂，如三磷酸腺苷、胞磷胆碱。双下肢痉挛者可服用巴氯芬 $5 \sim 10$ mg，每日 $2 \sim 3$ 次。

（五）护理评估

1. 健康史

评估患者发病前有无感染史（呼吸道、消化道感染）、疫苗接种史。

2. 症状

1）运动障碍

早期为脊髓休克期，出现肢体瘫痪、肌张力减低、腱反射消失、病理反射阴性。

一般持续 2～4 周则进入恢复期，肌张力、腱反射逐渐增高，出现病理反射，肢体肌力的恢复常始于下肢远端，然后逐步上移。

2）感觉障碍

病变节段以下所有感觉消失，在感觉缺失平面的上缘可有感觉过敏或束带感；轻症患者感觉平面可不明显。

3）自主神经功能障碍

早期表现为尿潴留，脊髓休克期膀胱容量可达 1 000 mL，呈无张力性神经源性膀胱，因膀胱充盈过度，可出现充盈性尿失禁。随着脊髓功能的恢复，膀胱容量缩小，尿液充盈量为 300～400 mL 即自行排尿（称为反射性神经源性膀胱），出现充溢性尿失禁。

病变脊髓平面以下少汗或无汗、皮肤脱屑及水肿、指（趾）甲松脆和角化过度等。病变平面以上可有发作性出汗过度、皮肤潮红、反射性心动过缓等，称为自主神经反射异常。

3. 身体状况

评估生命体征及意识，尤其是呼吸、血压及意识。

1）肢体活动障碍

评估受累肢体肌力分级，部位有无改变，肌力有无下降。

2）呼吸困难

评估有无呼吸困难及血氧饱和度下降。

3）吞咽困难

评估有无吞咽困难、饮水呛咳，有无胃管，进行洼田饮水试验分级。

4）尿便障碍

评估有无尿失禁、尿潴留，有无导尿管。

5）感觉障碍

评估感觉障碍受累部位、轻重程度。

4. 心理状况

评估患者有无焦虑、恐惧、抑郁等情绪。疾病对生活、工作有无影响。

（六）护理诊断

1. 呼吸困难

呼吸困难与高位脊髓病变引起的呼吸肌麻痹有关。

2. 失用综合征

失用综合征与神经损伤、脊髓休克引起的四肢瘫有关。

3. 有皮肤完整性受损的危险

皮肤完整性受损与长期卧床、大小便失禁有关。

4. 便秘

便秘与长期卧床、自主神经功能紊乱有关。

5. 生活自理能力缺陷

生活自理能力缺陷与下肢瘫痪有关。

6. 恐惧

恐惧与呼吸肌麻痹引起的呼吸困难带来的濒死感有关。

（七）护理措施

1. 一般护理

1）环境与休息

保持病室安静舒适，病房内空气清新，温、湿度适宜。急性期患者应卧床休息，预防压疮。病情平稳期鼓励患者进行早期活动及康复治疗。

2）饮食护理

给予患者高热量、高维生素、易消化的饮食。有吞咽障碍者进食时，患者身边应有护士或家属，以免发生呛咳、窒息或呼吸骤停等。以半流质饮食或软食为宜，进食要慢。对不能进食者，应给予鼻饲混合奶，要保证患者营养，增强机体免疫力。

2. 呼吸道护理

密切监测患者的生命体征、血氧饱和度的变化，观察呼吸频率、深度，有无呼吸困难，询问患者有无胸闷、气短。定时翻身叩背，雾化吸入，鼓励患者自行有效咳痰，必要时吸痰。舌后坠者，使用口咽通气管，保持呼吸道顺畅。

患者出现呼吸困难或脊髓高位损伤时，给予低流量吸氧，必要时遵医嘱进行抢救。危重患者做好急救准备。

3. 生活护理

（1）认真做好交接班，检查皮肤。保持床单位清洁、干燥，协助患者每 2 ~ 3 h 翻身 1 次，观察受压部位，及时更换湿衣裤，保持皮肤的完整性。

（2）进食时，嘱患者采取坐位或半卧位，出现吞咽困难或呛咳时，给予鼻饲。

（3）尿失禁的患者定时给予便器，锻炼自主排尿功能。留置导尿管的患者保持会阴部皮肤及导尿管清洁，观察尿液的颜色、性质、量。每月在无菌操作下更换导尿管，使用抗反流袋，根据患者不同情况，定时、规律地夹闭、开放导尿管，以维持膀胱收缩、充盈功能，锻炼膀胱功能。

（4）便秘时，鼓励患者食用富含膳食纤维的饮食，保证水分的摄入，并按摩腹部，适当给予通便药物，嘱患者养成定时排便习惯。

（5）了解患者感觉障碍及自主神经功能障碍的变化，洗漱或泡脚时注意水温。使用冰袋时防止冻伤。

4. 功能护理

为防止下肢深静脉血栓形成，给患者穿弹力袜。早期进行被动运动、主动运动锻炼，翻身后做好良肢位的摆放，防止瘫痪肢体发生失用综合征。配合康复师进行自理能力的训练。

5. 用药护理

使用免疫球蛋白时，应将其放置在室温下 30 min。用药前询问患者有无过敏史，告知其输注过程中如有不适，及时呼叫医护人员。开始滴速缓慢，15 min 后若无不良反应，可调至正常滴速，输注前后用 5% 葡萄糖注射液冲管。观察患者，如有药物不良反应，立即停药，遵医嘱给药，认真做好护理记录，及时上报并保留药品送检。

使用皮质类固醇激素时，告诉患者长时间、大剂量使用时，会出现相应的不良临床症状，如面色潮红、情绪激动、入眠困难、心率增快等，出现不适及时告知医护人员。此外，嘱患者不要随意减药、停药，以免加重病情。

6. 心理护理

要做好患者心理护理，介绍有关疾病知识，鼓励患者配合医护人员治疗，树立战胜疾病的信心，减轻恐惧、焦虑、抑郁等不良情绪，以促进疾病康复。

7. 健康指导

向患者及家属讲明疾病的预后及转归，帮助他们树立信心。

嘱患者出院后遵医嘱继续服用神经营养剂，配合辅助疗法，如按摩、理疗、针灸等，促进肢体功能恢复。

鼓励患者坚持活动和锻炼，克服依赖心理，逐步做一些力所能及的事情。教会保留导尿管的患者及其家属有关的护理知识，以帮助患者尽早自行排尿。嘱患者规律生活，注意休息，避免感冒；遵医嘱服药，定期门诊复查。

二、病毒性脑膜炎

病毒性脑膜炎是一组由各种病毒感染引起的脑膜急性炎症性疾病，临床以发热、头痛和脑膜刺激征为主要表现。

（一）病因及发病机制

多数的病毒性脑膜炎由肠道病毒引起，包括脊髓灰质炎病毒、柯萨奇病毒 A 型和 B 型、埃可病毒等；其他引起病毒性脑膜炎的病毒有呼吸道病毒流行性腮腺炎病毒、单纯疱疹病毒和腺病毒。

肠道病毒主要经粪 – 口途径传播，少数通过呼吸道分泌物传播；大部分病毒在下消化道发生最初的感染，肠道细胞上有与肠道病毒结合的特殊受体，病毒经肠道入血，产生病毒血症，再经脉络丛侵犯脑膜，引发脑膜炎症改变。

（二）临床表现

本病以夏秋季为高发季节，在热带和亚热带地区可终年发病。儿童多见，成人也可罹患。多为急性起病，出现病毒感染的全身中毒症状，如发热、头痛、畏光、肌痛、恶心、呕吐、食欲减退、腹泻和全身乏力等，并可有脑膜刺激征。儿童病程常超过 1 周，成人病程可持续 2 周或更长时间。

临床表现可因患者的年龄、免疫状态和病毒种类不同而异，如幼儿可出现发热、呕吐、皮疹等症状，而脑膜刺激征轻微甚至缺如；手足口病常发生于肠道病毒 71 型脑膜炎，非特异性皮疹常见于埃可病毒 9 型脑膜炎。

（三）辅助检查

脑脊液检查压力正常或增高，白细胞计数正常或增高，早期可以多形核细胞为主，8～48 h 后以淋巴细胞为主。蛋白质可轻度增高，糖和氯化物含量正常。

（四）治疗

本病是一种自限性疾病，主要是对症治疗、支持治疗和防治并发症。头痛严重者可用止痛药；癫痫发作者可选用卡马西平或苯妥英钠等；脑水肿在病毒性脑膜炎不常见，若出现可适当应用甘露醇。对于疱疹病毒引起的病毒性脑膜炎，应用阿昔洛韦抗病毒治疗可明显缩短病程和缓解症状。目前针对肠道病毒感染，临床上使用或试验性使用的药物有免疫球蛋白和抗微小核糖核酸病毒药物（如普来可那利）。

（五）护理评估

1. 健康史

评估发病前有无发热及感染史（呼吸道、消化道感染）。

2. 症状

评估有无发热、头痛、呕吐、食欲减退、腹泻、乏力、皮疹等。

3. 身体状况

评估生命体征及意识，尤其是体温及意识状态。头痛：头痛部位、性质；有无逐渐加重及突然加重，脑膜刺激征是否呈阳性。呕吐：呕吐物性质、量，呕吐频率，是否为喷射样呕吐。其他症状：有无人格改变、共济失调、偏瘫、偏盲、皮疹。

4. 心理状况

评估有无焦虑、恐惧等不良情绪。疾病对生活、工作有无影响。

（六）护理诊断

1. 体温过高

体温过高与感染有关。

2. 意识障碍

意识障碍与高热、颅内压升高引起的脑膜刺激征及脑疝形成有关。

3. 有误吸的危险

误吸与脑部病变引起的脑膜刺激征及吞咽困难有关。

4. 有受伤的危险

脑部皮质损伤引起的癫痫发作可引起患者受伤。

5. 营养失调

营养失调与高热、吞咽困难、脑膜刺激征所致的摄入量不足有关。

6. 生活自理能力缺陷

昏迷可导致生活自理能力缺陷。

7. 有皮肤完整性受损的危险

昏迷、抽搐可导致皮肤完整性受损。

8. 语言沟通障碍

语言沟通障碍与脑部病变引起的失语、精神障碍有关。

9. 思维过程改变

思维过程改变与脑部损伤所致的智能改变、精神障碍有关。

（七）护理措施

1. 一般护理

（1）严密观察患者的意识状态,维持患者的最佳意识水平。严密观察病情变化,包括意识、瞳孔、血压、呼吸、体温等生命体征的变化,结合其伴随症状,正确判断、准确识别因智能障碍引起的表情呆滞、反应迟钝,或因失语造成的不能应答,或因高热引起的精神萎靡,或因颅内压增高所致脑疝引起的嗜睡、昏睡、昏迷,应及时并准确地反馈给医生,以保证患者得到恰当的救治。

（2）遵医嘱按时给予降颅内压的药物,以减轻脑水肿引起的头痛、恶心、呕吐等脑膜刺激征,防止脑疝的发生。

（3）注意补充液体,准确记录 24 h 液体出入量,防止因低血容量性休克而加重脑缺氧。定时翻身、叩背、吸痰,及时清理呼吸道分泌物,保持呼吸道通畅,防止肺部感染。

（4）给予鼻导管吸氧或储氧面罩吸氧,保证脑组织的氧供给,降低脑组织氧代谢。避免噪声、强光刺激,减少癫痫发作,减少脑组织损伤,维护患者意识的最佳状态。

2. 高热的护理

（1）注意观察患者发热的热型及相伴的全身中毒症状的程度,定时监测体温变化,并给予相应的护理。

（2）在寒战期及时向患者增加衣被保暖;在高热期则减少衣被增加其散热。患者的内衣以棉制品为宜,且不宜过紧,应勤洗勤换。

（3）在患者头、颈、腋窝、腹股沟等大血管走行处放置冰袋,及时给予物理降温,30 min 后测量体温。

（4）当物理降温无效、患者持续高热时,遵医嘱给予降温药物。给予药物降温后,特别是昏迷的患者,要注意观察其神志、瞳孔、呼吸、血压的变化。

（5）做好基础护理,使患者身体舒适;做好皮肤护理,防止降温后大量出汗带来的不适;给予患者口腔护理,以减少高热导致口腔分泌物减少引起的口唇干裂、口干,以及呕吐、口腔残留食物引起的口臭带来的不适感;给予会阴部护理,保持其清洁，防止卧床所致的泌尿系统感染；保持床单位清洁、干燥、无异味。

（6）患者的饮食应以清淡为宜，给予细软、易消化、高热量、高维生素、高蛋白、低脂肪饮食。鼓励患者多饮水、多吃水果和蔬菜。意识障碍不能经口进食者及时给予鼻饲，并计算患者每千克体重所需的热量，配置适量的鼻饲饮食。

（7）保持病室安静、舒适，空气清新，室温为 18 ～ 22℃，湿度为 50% ～ 60%适宜。避免噪声，以免加重患者因发热引起的躁动不安、头痛及精神方面的不适感。降低室内光线亮度或给患者戴眼罩，减轻因光线刺激引起的燥热感。

3. 精神症状的护理

（1）密切观察患者的行为，每天主动与患者交谈，关心其情绪，及时发现暴力行为和自杀倾向。

（2）减少环境刺激，避免引起患者恐惧。

（3）注意与患者沟通交流和护理操作技巧，减少不良语言和护理行为的刺激，避免患者意外事件的发生：①在与患者接触时保持安全距离，以防有暴力行为的患者伤害自己。②在与患者交流时注意表情，声音要低，语速要慢，避免使患者感到恐惧，从而增加患者对护士的信任。③运用顺应性语言劝解患者接受治疗、护理，当患者感到焦虑或拒绝操作时，除特殊情况外，可等其情绪稳定后再处理。④每天集中进行护理操作，避免反复的操作引起患者的反感或激起患者的不满情绪。⑤当遇到患者有暴力行为的倾向时，要保持沉着、冷静的态度，切勿大叫，以免患者受到惊吓，产生恐惧，引发攻击行为而伤害他人。

（4）当患者烦躁不安或暴力行为不可控时，及时给予适当约束，以协助患者缓和情绪，减轻或避免意外事件的发生。约束患者时应注意以下几点：①约束患者前一定要向患者家属讲明约束的必要性，医生病程和护理记录要详细记录，必要时签知情同意书。②约束带应固定在患者手不可触及的地方。约束时注意患者肢体的姿势，维持肢体功能性位置，约束带松紧度适宜，注意观察被约束肢体的肤色和活动度。③长时间被约束者至少每 2 h 松解约束带 5 min。必要时改变患者体位，协助肢体被动运动。若患者情况不允许，则每隔一段时间轮流松绑肢体。④患者在约束期间应有家属或专人陪伴，定时巡视病房，并保证患者在护士的视线之内。

4. 用药护理

（1）遵医嘱使用抗病毒药物，静脉给药时注意保持静脉通路通畅，做好药物副作用宣教，注意观察患者有无谵妄、震颤、皮疹、血尿，定期抽血，监测肝、肾功能。

（2）使用甘露醇等降颅内压的药物时，应保证液体滴注速度，并观察皮肤情况、药液有无外渗，准确记录 24 h 液体出入量。

（3）使用镇静、抗癫痫药物时，要观察药效及药物副作用，定期抽血，监测血药浓度。

（4）使用退热药物时，注意及时补充水分，观察血压情况，预防休克。

5. 心理护理

要做好患者心理护理，向患者介绍疾病有关知识，鼓励患者配合医护人员的治疗，树立战胜疾病的信心，减轻恐惧、焦虑、抑郁等不良情绪，以促进疾病康复。

对有精神症状的患者，给予家属帮助，做好患者的生活护理，减少家属的焦虑。

6. 健康指导

指导患者和家属养成良好的卫生习惯。加强体质锻炼，增强抵抗疾病的能力。注意休息，避免感冒，定期复查。指导患者服药。

三、神经梅毒

梅毒是由梅毒螺旋体感染引起的慢性传染性疾病，可累及全身各脏器组织。中枢神经系统（包括大脑、脑膜或脊髓）受累称为神经梅毒。梅毒的病原体是梅毒螺旋体。梅毒螺旋体体外存活能力差，普通消毒剂或热肥皂水可将其杀死，在干燥环境或阳光下极易死亡。梅毒的传染源是人，主要通过性交传播，皮肤黏膜病损传染性强。此外，其传播途径还有母婴传播或共用注射器等引起的血源性传播。

国外资料显示早期未治疗的梅毒患者约 10% 最终发展为神经梅毒。根据病程可分为第一期梅毒、第二期梅毒和第三期梅毒。第一期梅毒主要表现为硬下疳，多在感染后 3 周左右发生。第二期梅毒以梅毒疹为特征，病程为 2 ~ 3 个月，如未彻底治愈可复发。在 2 年以上复发者称第三期梅毒。第一期和第二期梅毒称为早期梅毒，第三期梅毒称为晚期梅毒。神经梅毒多发生在第三期梅毒阶段。

（一）病因和发病机制

神经梅毒的病因为感染了梅毒螺旋体，感染途径有两种。后天感染的主要传播方式是不洁的性行为。先天梅毒则是通过胎盘由患病母亲传染给胎儿。感染后脑膜炎改变可导致蛛网膜粘连，从而引起脑神经受累或循环受阻发生阻塞性脑积水。增生性动脉内膜炎可导致血管腔闭塞，脑组织缺血、软化，神经细胞变性、坏死和神经纤维脱髓鞘。

（二）临床表现

根据病理变化和临床表现，神经梅毒分为间质型、主质型及无症状型 3 种。

1. 间质型神经梅毒

间质型神经梅毒病变主要累及脑膜、脊膜和血管内膜，包括梅毒性脑膜炎、血管型梅毒、树胶样肿型神经梅毒。①脑膜受累为主时表现为急性梅毒性脑膜炎，患者持续低热，头痛，畏光，颈强直，意识障碍及癫痫发作等，脑脊液通路梗阻时出现颅内压增高的表现。无临床定位体征或出现脑神经麻痹（如双侧面神经麻痹）、瘫痪、视力减退或听力丧失。多在原发感染后 1 年内出现。②血管型梅毒多发生于原发感染后 2 ~ 10 年。脊髓的血管型梅毒比较少见，主要为横贯性脊髓炎。临床上患者出现进展的肢体无力、感觉障碍（位置觉和振动觉突出）、排尿障碍。③树胶样肿型神经梅毒包括脑树胶样肿和脊髓树胶样肿，前者类似脑肿瘤、脑脓肿，后者即为脊膜肉芽肿。

2. 主质型神经梅毒

主质型神经梅毒系梅毒螺旋体直接侵袭神经组织所致。原发感染后 15～20 年起病，多伴有脑膜血管梅毒。临床上主要有两种类型：麻痹性痴呆和脊髓痨。

1）麻痹性痴呆

麻痹性痴呆亦称梅毒性脑膜脑炎。发生于未经正确治疗的患者中。慢性起病，进展缓慢，患者出现神经精神症状，以精神异常症状突出，情绪不稳，人格改变，出现淡漠、幻觉、妄想、虚构，记忆和学习能力下降，定向力障碍，言语不清，并呈进行性痴呆。神经症状可见偏瘫、眼肌麻痹、失语、意识障碍及癫痫发作等。查体可见瞳孔对光反射迟钝，发展为阿－罗瞳孔。如不治疗，可在 3～15 年内死亡。

2）脊髓痨

脊髓痨表现为脊髓后索受累。临床表现为特征的"肢体远端的闪电样疼痛"，症状剧烈，呈刺痛、放射痛、撕裂痛。患者步基宽，摇摆步态，有夏科氏（Charcot）关节，还有营养障碍所致无痛性足底溃疡、阳痿、二便障碍，可伴有脑神经损害，如视神经萎缩、阿－罗瞳孔、动眼神经麻痹等。某些患者可出现自主神经功能紊乱。

3. 无症状型神经梅毒

临床上可见梅毒感染后无神经系统症状，仅依靠实验室检查诊断为无症状型神经梅毒的患者。无症状型神经梅毒可有脑脊液异常，头颅 MRI 示脑膜有增强效应，梅毒血清反应呈阳性。

（三）辅助检查

1. 脑脊液检查

脑脊液压力增高，轻、中度淋巴细胞数增加，蛋白质升高，糖和氧化物正常，IgG 增高，IgM 增高。

2. 免疫学检查

梅毒血清学与脑脊液免疫学检查是重要的诊断方法。性病检查试验、快速血浆抗体试验和梅毒螺旋体凝集试验阳性，则提示可能为神经梅毒。血清荧光密螺旋体抗体吸附试验阳性常提示梅毒的诊断，但仅仅是定性试验，无法了解滴度。

3. 影像学

头颅 CT、MRI 对发现病变部位有一定帮助，MRI 效果优于 CT。脑膜受累时可见脑膜增强效应。

4. 病原学检查

可在脑脊液中分离梅毒螺旋体。

（四）治疗

1. 药物治疗

青霉素治疗：神经梅毒的治疗首选青霉素，这是因为青霉素能够通过抑制梅毒螺旋体细胞壁的合成来阻止梅毒螺旋体的繁殖，有效控制病情。在治疗过程中，通常采用静脉注射的方式给药。

青霉素过敏者的替代治疗：对于青霉素过敏的患者，可以选用头孢曲松、多西环素或四环素等药物进行治疗。

特定情况下的治疗：对于晚期神经梅毒或病期在两年以上的潜伏神经梅毒，可以采用普鲁卡因青霉素 G 肌内注射或苄星青霉素肌内注射的方式进行治疗。具体的剂量和疗程需要根据患者的病情和医生的建议确定。

2. 神经保护剂的使用

在神经梅毒伴随神经系统症状或并发症的情况下，使用神经保护剂是有益的。神经保护剂可以减少神经元损伤，促进神经再生修复，有助于改善神经功能障碍。

（五）护理评估

1. 健康史

评估发病前有无不洁性生活史，先天性神经梅毒患者母亲有无梅毒感染史。

2. 症状

1）无症状型神经梅毒

无症状型神经梅毒无症状，脑脊液呈轻度炎性反应，梅毒血清反应阳性。

2）梅毒性脑膜炎

梅毒性脑膜炎多发生在梅毒感染未经治疗的二期，主要为男性青年，发热、头痛和颈强直等症状颇似急性病毒性脑膜炎。

3）血管型梅毒

血管型梅毒可见偏瘫、偏身感觉障碍、偏盲失语等，偶可有局限性癫痫、脑积水和脑神经麻痹；脊髓血管梅毒可表现为横贯性脊髓炎，运动、感觉及排尿障碍。

4）脊髓痨

脊髓痨时，下肢脊神经根支配区域出现短促、阵发、电击样疼痛，可有感觉异常，随病情进展，可出现深感觉障碍、感觉性共济失调。

5）麻痹性痴呆

麻痹性痴呆于初期感染后 10 ～ 30 年发病，主要以进行性痴呆合并神经损害征象为主。

3. 身体状况

1）生命体征及意识

评估患者有无发热、意识不清，评估瞳孔大小及对光反射。

2）疼痛

评估患者有无头痛、肌肉痛。

3）肢体活动障碍

评估患者有无肢体活动障碍、偏瘫，肌力、肌张力是否正常，有无共济失调，步态是否正常。

4）视力障碍

评估患者有无视力下降、丧失，偏盲，视野改变。

5）语言障碍

评估患者有无失语，评估失语类型。

6）排尿障碍

评估患者有无排尿障碍、尿频。

7）吞咽障碍

评估患者有无吞咽障碍、饮水呛咳，评估洼田饮水试验分级。

4.心理状况

评估患者有无焦虑、恐惧、抑郁等情绪。疾病对生活、工作有无影响。

（六）护理诊断

1.有误吸的危险

病变引起吞咽困难时可能发生误吸。

2.意识障碍

意识障碍与病变所致神经精神症状有关。

3.生活自理能力缺陷

病变所致肢体功能障碍可导致患者生活自理能力缺陷。

4.有受伤的危险

病变所致肢体功能障碍可导致患者有受伤的危险。

5.语言沟通障碍

语言沟通障碍与病变引起的失语、精神障碍有关。

6.知识缺乏

患者可能缺乏疾病相关知识。

（七）护理措施

1.一般护理

（1）环境与休息：保持病室安静舒适，病房内空气清新，温湿度适宜。患者疾病早期不限制活动，但应预防跌倒、坠床的发生。病情危重并有意识障碍的患者卧床休息，长期卧床者应预防压疮。

（2）饮食护理：指导患者食用高热量、易消化、高维生素的饮食。有意识障碍无法进食者应遵医嘱留置胃管，给予鼻饲饮食，保证营养供应，促进疾病康复。

（3）严密观察患者病情变化，注意生命体征是否平稳，有无突发肌力下降、偏瘫、癫痫发作、急性意识障碍，及时通知主管医生，给予对症处理。

（4）病情危重者卧床期间注意协助其更换体位，预防压疮。必要时遵医嘱对躁动者使用保护性约束措施。

（5）做好消毒隔离工作，预防交叉感染。进行有创操作时注意防护，避免职业暴露。

（6）注意做好肢体活动障碍者的跌倒评估，预防跌倒。

（7）定时给予尿失禁患者便器，锻炼自主排尿功能。保持留置导尿管患者会阴部皮肤及导尿管清洁，观察尿液的颜色、性质、量。每月在无菌操作下更换导尿管，使用抗反流尿袋，根据患者情况定时规律地夹闭、开放导尿管，以维持膀胱收缩、充盈功能。注意保护患者隐私。

2. 用药护理

使用大剂量青霉素等抗生素进行："驱梅"治疗时，治疗原则为及时、足量、足疗程。应向患者做好用药宣教，包括注意事项及副作用，保证患者院外治疗足疗程。定期抽血，监测血象及肝、肾功能。首次应用抗生素时，注意预防雅-赫反应。

3. 心理护理

护士应加强对患者的心理护理，及时了解患者的心理变化，对患者不同时期的心理变化给予不同的心理支持。同时做好疾病知识宣教，帮助患者树立战胜疾病的信心，减轻心理负担。同时也应做好患者家属的心理工作，使患者能够获得更多的心理支持。

4. 健康指导

健康指导包括以下内容：①做好疾病知识宣教，患者在完成相关治疗后，还须进行长期临床观察，患者应了解定期复查、复治的重要性，遵医嘱在规定时间复诊。②向患者讲明梅毒的传染方式和对个人及社会的危害，以及早发现、早期正规治疗的重要性。③患者治疗期间禁止性生活，伴侣也应进行检查或治疗。④嘱患者做好个人卫生，彻底治愈前不要到公共浴池洗澡或在公共泳池游泳，内衣裤单独清洗，预防交叉感染。

第四章　消化内科疾病的护理技术及应用

第一节　食管疾病

一、胃食管反流病

胃食管反流病（GERD）是指胃内容物反流入食管甚至咽、喉等处，造成局部炎性病变，同时可发生胃灼热感、反酸、嗳气、胸痛、吞咽困难及呛咳等临床症状的一组疾病。

GERD 可分为 2 种类型：非糜烂性反流病（NERD）、糜烂性食管炎（EE）。其中 NERD 最常见，EE 可合并食管狭窄、溃疡和消化道出血。

（一）临床表现

1. 胃灼热感和反酸

胃灼热感指胸骨后或剑突下烧灼感，常由胸骨下段向上延伸。胃灼热感和反酸常在餐后 1 h 出现，卧位、弯腰或腹压增高时加重。反酸时常伴有胃灼热感。

2. 吞咽困难和吞咽痛

食管功能紊乱引起者呈间歇性吞咽困难和吞咽痛；食管狭窄引起者吞咽困难持续加重；严重食管炎或食管溃疡者常伴吞咽痛。

3. 胸骨后疼痛

疼痛发生在胸骨后或剑突下，严重时可为剧烈刺痛，可放射到后背、胸部、肩部、颈部、耳后，疼痛酷似心绞痛。

4. 其他症状

其他症状包括咽喉炎、声嘶、反复发生肺炎等。

5. 并发症

上消化道出血：可有呕血和（或）黑便以及不同程度的缺铁性贫血。

食管狭窄：食管炎反复发作使纤维组织增生，导致瘢痕狭窄。

巴瑞特（Barrett）食管：内镜下表现为正常的食管黏膜呈橘红色，分布可为环形、舌形或岛状。可发生在反流性食管炎的基础上，亦可不伴有反流性食管炎。Barrett 食管也被认为是食管腺癌的癌前病变，其腺癌的发生率较正常人高 30～50 倍。

（二）辅助检查

1. 内镜检查

内镜检查是诊断反流性食管炎最准确的方法，并能判断反流性食管炎的严重程度和有无并发症，结合活组织检查可与其他原因引起的食管炎和其他食管病变（如食管癌等）鉴别。根据内镜下所见食管黏膜的损害程度进行反流性食管炎分级有利于病情判断及指导治疗。目前多采用洛杉矶分级法，具体如下。

正常：食管黏膜没有破损。A 级：1 个或 1 个以上食管黏膜破损，长径 < 5 mm。B 级：1 个或 1 个以上黏膜破损，长径 > 5 mm，但没有融合性病变。C 级：黏膜破损有融合，但融合范围 < 75% 的食管周径。D 级：黏膜破损融合，融合范围至少达到 75% 的食管周径。

2.24 h 食管 pH 值监测

24 h 食管 pH 值监测为诊断胃食管反流病的重要检查方法。常用的观察指标有 24 h 内 pH 值 < 4 的总百分时间、pH 值 < 4 的次数、持续 5 min 以上的反流次数以及最长反流时间等。注意检查前 3 d 应停用抑酸药与促胃肠动力的药物。

3.X 线食管钡餐检查

X 线食管钡餐检查对诊断反流性食管炎的敏感性不高，适用于不愿接受或不能耐受内镜检查者，其目的主要是排除食管癌等其他食管疾病。严重反流性食管炎可发现阳性 X 线征。

4. 食管滴酸试验

在滴酸过程中，出现胸骨后疼痛或胃灼热感的患者为阳性，且多在滴酸最初 15 min 内出现。

5. 食管测压

可测定食管下括约肌（LES）的长度和部位、LES 压、LES 松弛压、食管体部压力及食管上括约肌压力等。LES 静息压为 10 ～ 30 mmHg，如 < 6 mmHg 易导致反流。

（三）治疗原则

1. 改变生活方式

抬高床头、睡前 3 h 不再进食、避免进食高脂肪食物、戒烟酒及减肥等生活方式可使一部分 GERD 患者从中获益，但不能控制多数患者的症状。

2. 药物治疗

抑制胃酸分泌：为目前治疗 CERD 的基本方法，药物包括 H_2 受体阻滞剂（H_2RA）和质子泵抑制剂（PPI）等。

初始治疗：西咪替丁、雷尼替丁、法莫替丁和尼扎替丁仅适用于轻至中度 GERD 的初始治疗和症状短期缓解。疗程为 8 ～ 12 周。

PPI 包括奥美拉唑、兰索拉唑、泮托拉唑、雷贝拉唑和埃索美拉唑等，治疗

CERD 的疗效已在世界各国得到认可，并且对于 H_2RA 抵抗的 EE 患者同样有效。一般按治疗消化性溃疡的常规用量给药，疗程为 4～8 周。对个别疗效不佳者可剂量加倍或与促胃肠动力药联合使用，并适当延长疗程。

维持治疗：停药后很快复发且症状持续者，往往需要维持治疗；有食管炎并发症，如食管溃疡、食管狭窄、Barrett 食管者，肯定需要维持治疗。H_2RA 和 PPI 均可用于维持治疗，其中以 PPI 效果最好。维持治疗的剂量因患者而异，以调整至患者无症状且最低剂量为最适剂量；对无食管炎的患者也可考虑采用按需进行维持治疗的方法，即有症状时用药，症状消失时停药。

促胃肠动力药物治疗：如多潘立酮、莫沙必利、依托必利等，只适用于轻症患者，或作为与抑酸药合用的辅助治疗。

3. 手术治疗

抗反流手术的疗效与服用 PPI 相当，但术后有一定的并发症。对于需要长期使用大剂量 PPI 维持治疗的患者，可以根据患者的意愿决定是否行抗反流手术。对确诊由反流引起的严重呼吸道疾病患者，PPI 疗效欠佳者，宜考虑行抗反流手术。

4. 内镜治疗

短期初步研究提示，内镜下治疗可以改善 GERD 症状评分，提高患者满意度及生活质量，并可减少 PPI 的用量。伴有异型增生和黏膜内癌的 Barrett 食管患者，超声内镜检查排除淋巴结转移后可考虑内镜切除术。

总之，大多数 GERD 患者的症状和食管黏膜损伤可以通过药物治疗得到控制。当患者对药物治疗无效时，应当重新考虑诊断是否正确。适时调整药物及剂量是提高治疗 GERD 疗效的重要措施之一。手术治疗和内镜治疗应综合考虑后再慎重做出决定。

（四）护理诊断

1. 胸痛

胸痛与反流物刺激有关。

2. 吞咽障碍

吞咽障碍与反流引起食管狭窄有关。

3. 知识缺乏

患者可能缺乏有关疾病及防治的知识。

4. 焦虑

焦虑与病程长、症状持续、生活质量受影响有关。

（五）护理措施

1. 一般护理

（1）告诉患者引起胃食管反流病的病因，帮助患者寻找并及时去除致病因素，控制病情的发展。

（2）告知患者进餐后不宜立即平卧，睡前 2 h 不进食。控制体重，避免便秘及使用紧束腰带等。

（3）与患者一起制订饮食计划，指导患者合理、规律进食。鼓励患者进食低脂饮食，避免饮用咖啡、浓茶及进食油腻、辛辣、刺激性食物，戒烟、禁酒。

（4）消除并缓解患者的紧张、焦虑情绪。分散患者注意力，减少各种精神刺激，指导患者提高心理防御机制，使其积极主动地参与治疗和护理。

（5）睡觉时将床头抬高 15 ~ 20 cm。

（6）改变不良睡姿。遵医嘱用药，避免乱服药物。

2. 健康指导

1）疾病知识指导

改变生活方式或生活习惯对多数患者能起到一定的疗效，应向患者及家属介绍 GERD 的有关知识，指导其了解并避免导致 LES 压降低的各种因素，例如，避免摄入过多促进反流和胃酸过量分泌的高脂肪食物；鼓励患者咀嚼口香糖，增加唾液分泌中和反流物；适当控制体重，减少由于腹部脂肪过多引起的腹压增高；平时避免重体力劳动和高强度体育锻炼等。

2）用药指导与病情监测

指导患者严格按医嘱规定的剂量、用法服药，了解药物的主要不良反应。应用抗酸药的患者，治愈后逐渐减少剂量直至停药或者改用缓和的其他制剂再逐渐停药。平时自备铝碳酸镁、硫糖铝等碱性药物，出现不适症状时可服用。另外，当出现胸骨后灼热感、胸痛、吞咽不适等症状加重时应及时就诊。

二、贲门失弛缓症

贲门失弛缓症又称贲门痉挛、巨食管，是食管贲门部的神经肌肉功能障碍所致的食管功能障碍性疾病。其主要特征是食管缺乏蠕动，LES 高压和对吞咽动作的松弛反应减弱。食物滞留于食管腔内，逐渐导致伸长和屈曲，可继发食管炎及在此基础上可发生癌变，癌变率为 2% ~ 7%。

失弛缓症的病因迄今不明。一般认为是神经肌肉功能障碍所致。其发病与食管肌层内奥尔巴赫（Auerbach）神经节细胞变性、减少或缺乏以及副交感神经分布缺陷有关，或许病因也与免疫因素有关。

（一）临床表现

1. 吞咽困难

无痛性吞咽困难是最常见、最早出现的症状，占 80% ~ 95%。起病症状表现多较缓慢，但亦可较急，多呈间歇性发作，常因情绪波动、发怒、忧虑、惊骇或进食生冷和辛辣等刺激性食物而诱发。

2. 食物反流和呕吐

食物反流和呕吐发生率可达 90%。呕吐多在进食后 20 ~ 30 min 发生，可将前一餐或隔夜食物呕出。呕吐物可混有大量黏液和唾液。当并发食管炎、食管溃疡时，反流物可含有血液。患者可因食物反流、误吸而引起反复发作的肺炎、气管炎，甚至支气管扩张或肺脓肿。

3. 疼痛

40% ～ 90% 的贲门失弛缓症患者有疼痛的症状，性质不一，可为闷痛、灼痛、针刺痛或锥痛。疼痛部位多在胸骨后及中、上腹；也可在胸背部、右侧胸部、右胸骨缘以及左季肋部。疼痛发作有时酷似心绞痛，甚至舌下含硝酸甘油片后可获缓解。

4. 体重减轻

体重减轻与吞咽困难影响食物的摄取有关。病程长久者可有体重减轻、营养不良和维生素缺乏等表现，而呈恶病质者罕见。

5. 其他

贲门失弛缓症患者偶有食管炎所致的出血。在疾病后期，极度扩张的食管可压迫胸腔内器官而产生干咳、气短、发绀和声嘶等。

（二）辅助检查

1. X 线食管钡餐检查

X 线食管钡餐检查见食管扩张、食管蠕动减弱、食管末端狭窄（呈鸟嘴状）、狭窄部黏膜光滑，是贲门失弛缓症患者的典型表现。

食管扩张可分为 3 级：Ⅰ级（轻度），食管直径 < 4 cm；Ⅱ级（中度），食管直径 4 ～ 6 cm；Ⅲ级（重度），食管直径 > 6 cm，甚至弯曲呈 S 形。

2. 食管动力学检测

LES 高压区的压力常为正常人的 2 倍以上，吞咽时下段食管和括约肌压力不下降。中、上段食管腔压力亦高于正常。

3. 胃镜检查

胃镜检查可排除器质性狭窄或肿瘤。在内镜下贲门失弛缓症表现特点如下。①大部分患者食管内可见中到大量的积食残留，多呈半流质状态覆盖管壁，且黏膜水肿增厚致使失去正常的食管黏膜色泽。②可见食管体部扩张，并有不同程度的扭曲变形。③管壁可呈节段性收缩环，似憩室膨出。④贲门狭窄程度不等，直至完全闭锁不能通过。应注意的是，有时镜身通过贲门感知阻力不甚明显，易忽视该病。

（三）治疗原则

贲门失弛缓症治疗的目的在于降低 LES 压力，使食管下段松弛，从而解除功能性梗阻，使食物顺利进入胃内。

1. 保守治疗

对轻症患者应向其解释病情，安定情绪，嘱患者少食多餐，细嚼慢咽，并服用解痉药物，如钙离子通道阻滞剂（如硝苯地平等），部分患者症状可缓解。为防止睡眠时食物溢流入呼吸道，可用高枕或垫高床头。

2. 内镜治疗

随着微创观念的深入，新的医疗技术及设备不断涌现，内镜下治疗贲门失弛缓症的治疗手段得到广泛应用，并取得很多新进展。传统内镜治疗手段主要包括内镜下球囊扩张和支架植入、镜下注射 A 型肉毒杆菌毒素、内镜下微波切开和硬化剂注射治疗等。

3. 手术治疗

对中、重度及传统内镜下治疗效果不佳的患者应行手术治疗。贲门肌层切开术（Heller 手术）仍是目前最常用的术式，可经胸或经腹手术。

近年来，经口内镜下肌切开术（POEM）治疗贲门失弛缓症取得了良好的效果。POEM 无皮肤切口，通过内镜下贲门环形肌层切开，最大限度地恢复食管的生理功能并减少手术的并发症，术后早期即可进食，95% 的患者术后吞咽困难得到缓解，且反流性食管炎的发生率低。由于 POEM 手术时间短，创伤小，恢复特别快，疗效可靠，可能是目前治疗贲门失弛缓症的最佳选择。

（四）护理诊断

1. 疼痛

疼痛与胃酸、大量食物和分泌物长期滞留食管，刺激食管黏膜发生食管炎、食管溃疡以及基底内暴露的神经末梢有关。

2. 营养失调

营养失调与吞咽困难、因胸骨后不适惧怕进食有关。

3. 焦虑

焦虑与病程长、症状反复、生活质量降低有关。

4. 窒息

窒息与食物难以通过狭窄的贲门、食物积聚发生呕吐、食物反流误入气管有关。

（五）护理措施

1. 一般护理

（1）指导患者少量多餐，每 2 ～ 3 h 进食 1 餐，每餐进食 200 mL，避免食物过冷或过热，注意细嚼慢咽，减少食物对食管的刺激。

（2）嘱患者禁食酸、辣、煎炸、生冷食物，忌烟、酒。

（3）指导患者服药，常用药物有硝苯地平、异山梨酯、多潘立酮、西沙必利等。颗粒药片一定碾成粉末，加凉开水冲服。

（4）介绍贲门失弛缓症的基本知识，让患者了解疾病的发展过程和预后。

2. 疼痛护理

遵医嘱给予硝酸甘油类药物，其有弛缓平滑肌的作用，可改善食管的排空程度。

3. 术前护理

详细介绍手术治疗的操作过程及注意事项；尽可能让患者与治愈的患者进行咨询、交流，以消除其顾虑、紧张的情绪，能够主动配合医生操作，达到提高手术治疗成功率的目的。

术前 1 d 流质饮食，术前禁食 12 h，禁水 4 h。对部分病史较长、食管扩张较严重者需禁食 24 ～ 48 h。

4. 术后护理

术后患者应绝对卧床休息，取半卧位或坐位，平卧及睡眠时也要抬高头部 15° ～ 30°，防止胃食物反流。

术后 12 h 内禁食。12 h 后患者若无不适可温凉流质饮食，术后 3 d 可进食固体食物。

餐后 1 ～ 2 h 内不宜平卧，进食时尽量取坐位。

5. 并发症观察

内镜下球囊扩张术的并发症主要有出血、感染、穿孔等。术后应严密监测生命体征，密切观察患者胸痛的程度、性质、持续时间。注意观察有无呕吐及呕吐物、粪便的颜色及性质。轻微胸痛及少量黑便一般不需特殊处理，1 ～ 3 d 可自行消失。

6. 健康指导

1）简介疾病知识

贲门失弛缓症是一种原发的病因不明的食管运动功能障碍性疾病，而且不易治愈。其是由食管体部及 LES 解剖区域分布的神经损害所致。贲门失弛缓症是临床上较少见的疾病，很难估计其发病率及流行情况，因为有的患者临床症状很轻微而没有就诊。许多学者的对贲门失弛缓症流行病学研究都是回顾性的，一般认为其无种族、性别差异，发病年龄有两个峰值，即 30 岁及 70 岁。贲门失弛缓症如果不治疗，其症状会逐渐加重。因此，早期进行充分的治疗能延缓疾病的进展，并防止发生并发症。另外，如果不改善食管 LES 排空障碍减轻梗阻可能会使病情恶化导致巨食管症。

2）饮食指导

内镜下球囊扩张术后患者在恢复胃肠道蠕动后，可先口服少许清水进行观察，然后半量流质饮食，少食多餐，无特殊不适，逐步进行全量流质饮食再过渡到半流质饮食，直至普食。

饮食以易消化、少纤维的软食为宜，细嚼慢咽，并增加水分摄入量，忌进食过多、过饱，避免进食过冷或刺激性食物。

患者进食时注意观察是否有吞咽困难等进食梗阻症状复发，必要时给予促胃肠动力药或做进一步处理。出院后可进软食 1 个月，再逐步恢复正常饮食。

3）出院指导

嘱患者生活起居有规律，避免感染，避免暴饮暴食，少进油腻食物。不穿紧身衣服，保持心情愉快，睡眠时抬高头部。有反酸、胃灼热、吞咽困难等症状随时就诊，定期复查。

第二节　胃部疾病

一、急性胃炎

急性胃炎是指由各种原因所致的急性胃黏膜炎性病变。临床上急性发病，常表现为上腹部症状。胃镜检查可见胃黏膜充血、水肿、出血、糜烂（可伴有浅表溃疡）等一过性病变。病理组织学特征为胃黏膜固有层见到以中性粒细胞为主的炎性细胞浸润。

急性胃炎中急性糜烂出血性胃炎发生率高，其以黏膜糜烂、出血为主要表现，临床最常见。

（一）临床表现

轻者多无症状或仅有上腹不适、疼痛及食欲下降、恶心、呕吐等消化不良表现。胃部出血一般呈少量、间歇，可自行停止。大出血时呈呕血、黑便。持续少量渗血可致贫血。体检可有上腹部轻压痛。

重者通常以上消化道出血为首发表现。上述应激因素发生后，常在应激后 24 h 出现黏膜糜烂，2～4 d 出现呕血及黑便，也有 24 h 内或 2～3 周后发生者，出血量一般不大，常呈间歇性。可伴有上腹隐痛、烧灼痛、腹胀、恶心、呕吐。大量出血者占 1%～10%，可出现晕厥或休克等循环血容量不足的表现。体检可有上腹或脐周压痛。

（二）辅助检查

1. 粪便检查

大便隐血试验阳性。

2. 胃镜检查

因急性胃炎的病变（特别是非甾体抗炎药或酒精引起者）可在短期内消失，胃镜检查一般应在大出血后 24～48 h 内进行，镜下可见胃黏膜多发性糜烂、出血灶和浅表溃疡，表面附有黏液和炎性渗出物。一般应激所致的胃黏膜病损以胃体、胃底为主，而非甾体抗炎药或酒精所致者则以胃窦为主。

（三）治疗原则

1. 去除病因、诱因

药物引起急性胃炎者应立即停止用药；酗酒者应戒酒。对症治疗，如针对上消化道出血、胃酸过多者的治疗。

2. 止血

静脉用抑酸药提高胃内 pH 值；弥漫性胃黏膜出血可用去甲肾上腺素加入冷盐水中，分次口服；呕血停止后可予以胃黏膜保护药；小动脉出血者可在胃镜直视下采取金属止血夹、高频电凝、激光凝固或氩离子凝固术（APC）止血，也可用肾上腺素盐水或硬化剂注射。经上述治疗仍未能控制出血的大出血者可考虑手术治疗。

3. 急性糜烂出血性胃炎患者

应针对原发病和病因采取防治措施。

4. 处于急性应激状态的严重疾病患者

除积极治疗原发病外，应常规给予抑制胃酸分泌的 H_2RA 或 PPI，或将具有黏膜保护作用的硫糖铝作为预防用药。

5. 服用非甾体抗炎药的患者

应视情况应用 H_2RA、PPI 或米索前列醇预防。

6. 已发生上消化道大出血的患者

按上消化道出血治疗原则采取综合措施进行治疗，PPI 或 H_2RA 静脉给药可促进病变愈合及有助于止血，积极补充血容量，必要时输血，纠正休克。积极治疗原发病，去除致病因素。

（四）护理评估

1. 健康史

询问患者的饮食习惯、用药史以及有无应激因素等，了解与本疾病有关的诱因。

2. 身体状况

观察上腹部不适的部位，疼痛的性质、程度，有无上消化道出血等。

评估患者有无嗳气、反酸、食欲减退、上腹饱胀、隐痛、恶心、呕吐等胃肠道症状。

评估患者有无黑便或呕血，并评估排泄物和呕吐物的量及性状。密切观察各种药物作用和不良反应。

3. 心理 - 社会状况

评估患者对疾病的认知程度及心理状态，有无焦虑、抑郁等情绪。

（五）护理诊断

1. 舒适度的改变

上腹痛可改变患者舒适度。

2. 知识缺乏

患者可能缺乏关于本病的知识。

3. 潜在并发症

潜在并发症与上消化道大量出血，水、电解质紊乱有关。

（六）护理措施

1. 一般护理

（1）休息：患者要注意休息，减少活动，避免劳累。急性出血时应卧床休息。

（2）饮食：一般进食无渣、温热、半流质饮食。少量出血时可给牛奶、米汤等流质饮食，以中和胃酸，利于胃黏膜的修复。呕血者应暂时禁食，可经静脉补充营养。

（3）环境：为患者创造整洁、舒适、安静的环境，定时开窗通风，保证空气新鲜及温、湿度适宜，使其心情舒畅。

（4）观察：出血期间监测患者的生命体征的变化并记录。观察腹痛的性质、部位、是否有压痛及反跳痛，观察有无上消化道出血等并发症，发现异常及时告知医生，并配合处理。

（5）漱口：出血期间协助患者用生理盐水漱口，每日 2 次。

2. 用药护理

观察药物的作用、不良反应，如抑制胃酸分泌的药物多于饭前服用、抗生素类多于饭后服用；询问患者有无药物过敏史，严密观察用药后的反应；应用止泻药时应注意观察排便次数，观察粪便的颜色、性状及量，腹泻控制后及时停药；保护胃黏膜的药物多是餐前服用，个别药例外；应用解痉镇痛药，如山莨菪碱或阿托品，使用后会出现口干等不良反应，青光眼及前列腺肥大者禁用。保证患者每日的液体入量，根据患者情况和药物性质调节滴注速度，合理安排所用药物的前后顺序。

3. 高热的护理

体温为 39℃以上者，应行物理降温，如头置冰袋或用冰水冷敷，用酒精或温水擦浴。效果不理想者，遵医嘱给予解热药。对畏寒患者应注意保暖。患者退热时往往大量出汗，应及时给予更换衣裤、被盖，并进行保暖，防止湿冷受寒而感冒。

4. 消化道出血的护理

（1）患者有呕血、便血等出血病史，当出现面色苍白，表情淡漠，出冷汗，脉搏细数，肠鸣音亢进，应首先考虑有出血情况，需严密观察血压。

（2）患者出现呕血，立即去枕平卧，头偏向一侧，绝对卧床，禁食，及时备好吸引器。

（3）立即通知值班医生或主管医生。

（4）迅速建立静脉通路（大号针头），同时验血型、交叉配血，加快患者的输液速度，如已有备血立即取血。

（5）测血压、脉搏、体温，每隔 15 ～ 30 min 监测 1 次，并做好记录。给予吸氧，保持呼吸道通畅，同时注意保暖。

（6）密切观察病情变化，注意呕吐物及粪便的颜色、性质、量，做好记录。

（7）食管静脉曲张破裂出血时，备好三腔二囊管，配合医生置入三腔二囊管进行止血。

（8）按医嘱给予止血药及扩容药。正确记录 24 h 液体出入量，必要时留置导尿，做好重症护理记录。消除患者紧张、焦虑情绪。如经内科治疗仍出血不止，应考虑手术治疗，做好术前准备。

5. 预防窒息及抢救护理

（1）应嘱患者呕血时不要屏气，尽量将血轻轻呕出，以防窒息。准备好抢救用品，如吸引器、鼻导管、气管插管和气管切开包等。

（2）出现窒息时立即开放患者气道，上开口器。立即清除口腔、鼻腔内淤血及血块，用吸引器吸出呼吸道内的血液及分泌物。

（3）迅速抬高患者床尾，安置头低足高位。如患者意识清楚，鼓励用力咳嗽，并用手轻拍背部帮助排出支气管内淤血及血块。如患者意识不清则应迅速将患者上半身垂于床边并一手托扶，另一手轻拍患侧背部。

（4）清除患者口、鼻腔内的淤血及血块。用压舌板刺激其咽喉部，引起呕吐反射，使其能咯出阻塞于咽喉部的淤血及血块，对牙关紧闭者用开口器及舌钳协助。

（5）如以上措施不能使淤血及血块排出，应立即用吸引器吸出淤血及血块，必要时立即行气管插管或在气管镜直视下吸取血块。气道通畅后，若患者自主呼吸未恢复，应行人工呼吸，给予高流量吸氧或遵医嘱应用呼吸中枢兴奋药。

6. 腹痛的护理

（1）应观察腹痛发生的时间、部位、性质、程度，是否有发热、腹泻、呕吐等伴随症状和体征。

（2）明确诊断后可遵医嘱给予局部热敷、按摩、针灸，或给予镇痛药物等缓解腹痛症状，同时应安慰、陪伴患者，以使其精神放松，消除紧张、恐惧心理，保持情绪稳定，增强患者对疼痛的耐受性。

7. 恶心、呕吐与上腹不适的护理

（1）评估症状是否与精神因素有关，帮助患者消除紧张情绪。

（2）观察患者呕吐的次数及呕吐物的性质、量。

（3）及时为患者清理呕吐物、更换衣物，协助患者采取舒适体位。

（4）避免不良刺激。严重呕吐患者要密切观察，及时纠正水、电解质平衡紊乱。一般呕吐物为消化液和食物时有酸臭味，混有大量胆汁时呈绿色，混有血液时呈鲜红色或棕色残渣。

8. 呕血、黑便的护理

排除鼻腔出血及进食大量动物血、铁剂等所致咖啡色呕吐物或黑便的情况。观察患者呕吐物与大便的颜色、性状和量，必要时遵医嘱给予输血、补液治疗。

9. 健康指导

1）饮食指导

（1）急性期病情较重，排便次数多，常伴呕吐，严重者出现脱水和电解质紊乱。此时应禁食，使胃肠道彻底休息，依靠静脉输液补充水和电解质。

（2）病情较轻的患者，可饮糖盐水，补充水和盐，纠正水、电解质代谢紊乱。

（3）病情缓解后的恢复期，首先试食流质饮食。

（4）一般患者呕吐停止后可选用清流质饮食，注意少量多餐，以每日 6～7 餐为宜。开始可给少量米汤、藕粉、杏仁霜等，待症状缓解，排便次数减少，可改为全流质食物。

（5）尽量少用产气及其他含脂肪多的食物，如牛奶及其他奶制品、蔗糖、过甜食物以及肉类。

2）心理指导

（1）解释症状出现的原因：患者因出现呕血、黑便或症状反复发作而产生紧张、焦虑、恐惧心理。护士应向其耐心说明出血原因，并给予解释和安慰。应告知患者，通过有效治疗，出血会很快停止，通过自我护理和保健，可减少疾病的复发。

（2）心理疏导：耐心解答患者及家属提出的问题，向患者解释精神紧张不利于呕吐的缓解，特别是有的呕吐与精神因素有关，紧张、焦虑还会影响食欲和消化能力，而树立信心及情绪稳定则有利于症状的缓解。

（3）应用放松技术：利用深呼吸、转移注意力等放松技术，减少呕吐的发生。

3）出院指导

向患者及家属进行卫生宣传教育，本病是胃的一种急性损害，只要去除病因和诱因就能治愈，也可以防止其发展为慢性胃炎。应向患者及家属讲明病因，如是由药物引起，应告诫其今后禁用此药；如疾病需要必须使用，应遵医嘱配合服用抗酸药以及胃黏膜保护药。指导患者饮食要有规律，少食多餐，避免刺激性食物和对胃有损害的药物，或遵医嘱从小量开始、饭后服药；要节制烟、酒。遵医嘱坚持服药，如有不适，及时来医院就诊，并定期门诊复查。嘱患者进食要有规律，避免进食生、冷、硬及刺激性食物和饮料。

二、慢性胃炎

慢性胃炎是指不同病因引起的胃黏膜的慢性炎症或萎缩性病变，是一种常见病、多发病，其发病率在各种胃病中居首位。男性多于女性，任何年龄都可发病，并随着年龄增长发生率逐渐增高。

（一）临床表现

慢性胃炎进展缓慢，病程迁延、缺乏特异性症状。70%～80%的患者可无任何症状，部分患者有上腹痛、饱胀、恶心、呕吐、嗳气、反酸、食欲缺乏等非特异性的消化不良表现，症状无节律性，与进食或食物种类有关。症状的有无和严重程度与慢性胃炎的胃镜所见和组织病理学分级无明显相关性。胃黏膜糜烂者可有少量上消化道出血。自身免疫性胃炎可出现畏食、贫血和体重减轻。患者体征多不明显，有时可有上腹轻压痛。

（二）辅助检查

1. 胃镜及胃黏膜活组织检查

胃镜及胃黏膜活组织检查是最可靠的诊断方法。通过胃镜直视观察黏膜病损，慢性非萎缩性胃炎可见红斑（点、片状或条状）、黏膜粗糙不平、出血点（斑）；慢性萎缩性胃炎可见黏膜呈颗粒状、黏膜血管显露、色泽灰暗、皱襞细小。两种胃炎皆可见伴有糜烂、胆汁反流。在充分活组织检查基础上以病理组织学诊断明确病变类型，并可检测幽门螺杆菌。

2. 幽门螺杆菌检测

可通过侵入性（如快速尿素酶测定、组织学检查等）和非侵入性（如 ^{13}C 或 ^{14}C 尿素呼气试验等）方法检测幽门螺杆菌。

3. 血清学检查

若为自身免疫性胃炎，抗壁细胞抗体和抗内因子抗体可呈阳性，血清促胃液素水平明显升高。为多灶萎缩性胃炎时，血清促胃液素水平正常或偏低。

4. 胃液分析

若为自身免疫性胃炎，胃酸缺乏；为多灶萎缩性胃炎时，胃酸分泌正常或偏低。

（三）治疗原则

1. 根除幽门螺杆菌感染

对幽门螺杆菌感染引起的慢性胃炎是否应常规根除幽门螺杆菌一直存在争论。目前临床建议根除幽门螺杆菌治疗适用于：①伴有胃黏膜糜烂、萎缩及肠化生、异型增生者；②有消化不良症状者；③有胃癌家族史者。

目前采用的治疗方案多为一种胶体铋剂或一种 PPI 加两种抗菌药物，如常用枸橼酸铋钾，每次 240 mg，每日 2 次，与阿莫西林（每次 500 ～ 1 000 mg，每日 2 次）及甲硝唑（每次 200 mg，每日 4 次）3 药联用，2 周为一疗程。抗菌药物还有克拉霉素、呋喃唑酮等。

2. 对症处理

根据病因给予对症处理。如因非甾体抗炎药引起，应停药，并给予抗酸药；如因胆汁反流引起，可用氢氧化铝凝胶吸附，或予以硫糖铝及促胃肠动力药以中和胆盐，防止反流；有胃动力学改变，可服用多潘立酮、西沙必利等。

自身免疫性胃炎的治疗目前尚无特异治疗，有恶性贫血可肌内注射维生素 B_{12}。

胃黏膜异型增生的治疗除给予上述积极治疗外，关键在于定期随访。对肯定的重度异型增生可选择预防性内镜下胃黏膜切除术。

（四）护理评估

1. 健康史

评估患者既往疾病史、手术史、用药史、饮食习惯、烟酒嗜好、营养状况、最近劳累程度等。评估发病的原因、心理状况、家庭支持情况及家族史。评估常见消化性溃疡的病因：幽门螺杆菌感染，使用非甾体抗炎药，胃酸、胃蛋白酶的自身消化，遗传因素，胃及十二指肠运动异常，应激紧张等。

2. 身体状况

评估患者面色、有无休克征象。急性大量出血一般表现为头晕、心悸、乏力，突然起立发生晕厥、口渴、肢体湿冷、心率加快、血压偏低等。休克时表现为烦躁不安或意识不清、面色苍白、四肢湿冷、口唇发绀、呼吸急促、血压下降、脉压变小、心率加快、尿量减少等。

鉴别胃炎疼痛与溃疡疼痛，询问疼痛的性质、程度及部位。

（五）护理诊断

1. 腹痛

腹痛与胃黏膜炎性病变有关。

2. 焦虑

焦虑与担忧病情反复、病程迁延有关。

3. 营养失调

营养失调与厌食及消化吸收不良等有关。

4. 活动无耐力

活动无耐力与自身免疫性胃炎致恶性贫血有关。

5. 知识缺乏

患者可能缺乏对慢性胃炎病因和预防知识的了解。

（六）护理措施

1. 一般护理

（1）休息：指导患者急性发作时卧床休息，并可用转移注意力、深呼吸等方法来减轻疼痛。恢复期患者应避免劳累，注意劳逸结合，保证充分的休息。

（2）饮食：急性发作时可给予少渣、半流质饮食，指导恢复期患者服用富含营养、易消化的食物，避免食用辛辣、生冷等刺激性食物。嗜酒患者嘱其戒酒。指导患者加强饮食卫生，并养成良好的饮食习惯，定时进餐、少量多餐、细嚼慢咽。胃酸缺乏者可酌情食用酸性食物，如山楂、食醋等。饮食要有规律，选择具有丰富维生素、蛋白质、易消化食物，避免进食粗糙、辛辣、坚硬的食物；避免暴饮暴食。

（3）活动：病情缓解时，可进行适当的锻炼，以增强机体抵抗力。嘱患者生活要有规律，避免过度劳累，注意劳逸结合。

（4）环境：为患者创造良好的休息环境，定时开窗通风，保证病室的温、湿度适宜。

（5）基础护理：除日常洗漱外，还需定时沐浴、洗头、剪指（趾）甲、理发、剃须、更衣。对重症卧床者做床上擦浴、更衣和换被单。对长期卧床者采取预防压疮的措施，定时翻身、变换体位、以温水擦拭及按摩受压部位，保持床单位平整、清洁、干燥、舒适。

2. 对症护理

主要是减少或避免损害胃的因素，如有胆汁反流应遵医嘱使用考来烯胺等；因其他疾病需用阿司匹林、激素、铁剂等对胃损害较大的药物时嘱患者饭后服用，或从小剂量开始，对幽门螺杆菌感染者遵医嘱使用抗菌药物。

3. 用药护理

抗酸分泌治疗：临床常用抑制胃酸分泌药物 H_2RA（如雷尼替丁、西咪替丁等）和 PPI（如奥美拉唑、泮托拉唑、雷贝拉唑等），胃溃疡 PPI 的服药疗程一般为 6～8 周，十二指肠溃疡 PPI 的服药疗程为 4～6 周，PPI 需饭前 30 min 服用。

保护胃黏膜治疗：胃黏膜保护剂主要有硫糖铝、铝碳酸镁等，铝碳酸镁一般于饭后 2 h 嚼服。

4. 病情观察

观察患者对慢性胃炎的病因、诱因的了解情况，了解患者对如何防治慢性胃炎基本知识的掌握情况，例如，饮食方面应注意什么、为什么要戒烟酒等。了解有无腹痛及腹痛的性质、部位、时间、程度以及疼痛的规律性和与饮食的关系。了解大便的性质、大便隐血和肠鸣音情况。了解有无头晕、心悸、出汗、黑便等症状，有无出血的可能。了解有无腹胀、嗳气、反酸、恶心、呕吐，呕吐后症状是否缓解。了解有无紧张、焦虑等。

5. 恶心、呕吐的护理

协助患者采取正确体位，头偏向一侧，防止误吸。安慰患者，消除患者紧张、焦虑的情绪。呕吐后及时为患者清理呕吐物，更换床单元并协助患者采取舒适体位。观察呕吐物的性质、量及呕吐次数。必要时遵医嘱给予镇吐药治疗。

6. 营养不良的护理

为患者提供可口、不油腻、高营养、易咀嚼的食物，如鱼、蛋。注意少量多餐，当患者有恶心、呕吐症状时，暂停进食。预防性使用镇吐药，观察药物疗效。告诉患者减轻和预防恶心、呕吐的方法，如深呼吸、分散注意力等。指导患者进食易消化的优质蛋白，如动物瘦肉、鱼肉、蛋类、奶类，进食各种新鲜蔬菜、水果，以补充维生素。加强口腔护理，保持口腔湿润、清洁，以增进食欲。患者进餐时，给患者充分的咀嚼、吞咽时间，喂饭速度不要快。遵医嘱给予肠道外营养，如静脉滴注复方氨基酸、脂肪乳剂。

7. 腹痛的护理

评估患者疼痛的部位、性质及程度。嘱患者卧床休息，协助患者采取有利于减轻疼痛的体位。可利用局部热敷、针灸等方法来缓解疼痛。必要时遵医嘱给予镇痛药物。

8. 活动无耐力的护理

协助患者进行日常生活活动。指导患者改变体位时动作要慢，以免发生直立性低血压。根据患者病情与患者共同制订每日的活动计划，指导患者逐渐增加活动量。

9. 健康指导

1）饮食指导

（1）注意进食富有营养的食物。多食高蛋白、高维生素食物，保证机体的各种营养素充足，防止贫血和营养不良。贫血和营养不良者，应增加富含蛋白质和血红素铁食物的摄入，如瘦肉、鸡肉、鱼肉、肝、猪腰等动物内脏。另外，还应增加高维生素食物的摄入，如绿叶蔬菜、西红柿、茄子、红枣等。每餐最好吃 2～3 个新鲜山楂，以刺激胃液的分泌。

（2）注意饮食的酸碱平衡：当胃酸分泌过多时，可饮牛奶、豆浆，吃馒头或面包以中和胃酸；当胃酸分泌减少时，可用浓缩的肉汤、带酸味的水果或果汁，以刺激胃液的分泌，帮助消化，但要避免摄入易引起腹部胀气和含纤维较多的食物，如豆类、豆制品、蔗糖、芹菜、韭菜等。萎缩性胃炎患者宜饮酸奶，因酸奶中的磷脂类物质会紧紧吸附在胃壁上，对胃黏膜起保护作用，使已受伤的胃黏膜得到修复，酸奶中特有的成分乳糖分解代谢所产生的乳酸和葡萄糖醛酸能增加胃内的酸度，抑制有害菌分解蛋白质产生毒素，同时能使胃免遭毒素的侵袭，有利于慢性胃炎的治疗。

（3）当口服抗生素治疗某些炎症性疾病时，应同时饮用酸奶，这样既补充了营养，又避免了抗生素对人体产生的不良反应，因为酸奶中含有大量的活性杆菌，可以使抗生素引起的肠道菌群失调现象重新获得平衡，同时保护胃黏膜。平时一定要把握进餐量，不能因喜好的食物而多吃，一定要少量多餐，以增进营养，减轻胃部负担为原则，同时要禁忌烟酒。

2）心理指导

为患者减轻焦虑，提供安全舒适的环境，以减少对患者的不良刺激。帮助患者树立信心，向患者讲解疾病的病因及防治知识，指导患者如何保持合理的生活方式和去除对疾病的不利因素。可以请曾患过类似疾病且已治愈的患者讲解采取正确应对机制所取得的良好效果。

3）出院指导

（1）向患者及家属讲解引起慢性胃炎的有关病因，指导患者如何防止诱发因素，从而减少或避免复发。

（2）指导患者保持良好的心理状态，生活要有规律，合理安排工作和休息时间，注意劳逸结合，积极配合治疗。

（3）指导患者保持乐观情绪，避免精神过度紧张、焦虑、愤怒、抑郁。加强饮食卫生和饮食营养，帮助患者养成有规律的饮食习惯。嗜酒者应戒酒，防止酒精损伤胃黏膜。

（4）选择营养丰富易于消化的食物，定时定量，少量多餐，不暴饮暴食。饮食应以富含营养、新鲜、易消化的细软食物为主，多食植物蛋白、维生素含量高的食物，避免过硬、过辣、过咸、过热、过分粗糙、刺激性强的食物。

（5）胃酸缺乏者，宜选用酸性食物；萎缩性胃炎患者，不宜多食脂肪；胃酸过多者，应避免进食能刺激胃酸分泌的食物。

（6）用餐时及用餐后 2～3 h 应尽量少饮水，勿食过冷、过热、易产气的食物。

（7）养成细嚼慢咽的习惯，使食物和唾液充分混合，以帮助消化。避免使用对胃黏膜有刺激的药物，如阿司匹林、对乙酰氨基酚、保泰松、吲哚美辛、四环素、红霉素、泼尼松等药物，尤其在慢性胃炎活动期。必须使用时应同时服用抗酸药或胃黏膜保护药。

（8）向患者介绍药物的不良反应。本病易复发，幽门螺杆菌感染严重时可出现急性胃炎表现，部分病例可有癌变倾向，应嘱患者定期复查。对萎缩性胃炎患者要追踪观察。

（9）定期做纤维胃镜检查，轻度萎缩性胃炎患者每 1.0 ～ 1.5 年复查 1 次，重度者 3 ～ 6 个月复查 1 次。

第五章　肿瘤科疾病的护理技术及应用

一、甲状腺癌

甲状腺癌是头颈部肿瘤中常见的恶性肿瘤，是最常见的内分泌恶性肿瘤，占全身恶性肿瘤的1%。其发病率按国家或地区而异。甲状腺癌可发生于任何年龄阶段，女性多于男性，男女比例为1∶3，20～40岁为发病高峰期，50岁后明显下降。

（一）病因

发生的原因不明，相关因素如下。

1. 电离辐射

电离辐射是唯一已经确定的致癌因素。放射线对人体有明显的致癌作用，尤其是对儿童及青少年，被照射的小儿年龄越小，发生癌变的危险度越高。

2. 碘摄入异常

摄碘过量或缺碘均可使甲状腺的结构和功能发生改变，高碘或缺碘地区甲状腺癌发病率较高。

3. 性别和激素

甲状腺的生长主要受促甲状腺素（TSH）支配，神经垂体释放的TSH是甲状腺癌发生的促进因子。有实验表明，乳头状甲状腺癌组织中女性激素受体含量较高。

4. 遗传因素

部分甲状腺髓样癌患者及乳头状甲状腺癌患者有明显的家族史，推测这类癌的发生可能与遗传因素有关。

5. 甲状腺良性病变

腺瘤样甲状腺肿和功能亢进性甲状腺肿等一些甲状腺增生性疾病偶尔会发生癌变。

（二）病理分型

目前原发性甲状腺癌分为乳头状癌、滤泡状癌、髓样癌、未分化癌等。

1. 乳头状癌

乳头状癌是成人甲状腺癌中最常见的类型，占甲状腺癌的80%以上。分化良好，恶性程度低，病情发展缓慢，病程长，预后好。一般以颈淋巴结转移最多，血行转移较少见，血行转移中以肺转移为多见。

2. 滤泡状癌

滤泡状癌较乳头状癌少见。滤泡状癌占甲状腺癌的 10% ～ 15%，居第二位，发展较快、病程长，预后较好，以滤泡状结构为主要组织学特征。患病年龄比乳头状癌患者大。播散途径主要是通过血行转移到肺、骨和肝，淋巴转移相对较少。其预后不及乳头状癌好。

2. 髓样癌

髓样癌较少见，发生在甲状腺滤泡旁细胞（C 细胞）。C 细胞的特征主要为分泌甲状腺降钙素以及多种物质，并产生淀粉样物等。发病主要为散发性，少数为家族性。女性较多，以颈淋巴结转移较为多见。

3. 未分化癌

此类甲状腺癌较少见，约占甲状腺癌的 5% ～ 10%，恶性程度较高，发展快，预后极差。以中年以上男性多见。未分化癌生长迅速，往往早期侵犯周围组织，常发生颈淋巴结转移，血行转移亦较多见。

（三）临床表现

1. 症状

（1）颈前肿物：早期缺乏特征性临床表现，但 95% 以上的患者均有颈前肿块，质地硬而固定，表面不平。乳头状癌、滤泡状癌、髓样癌等类型的颈前肿物生长缓慢，而未分化癌的颈前肿物生长迅速。

（2）周围结构受侵的表现：晚期常压迫喉返神经、气管、食管而产生声音嘶哑、呼吸困难、吞咽困难等症状。

（3）其他脏器转移的表现：耳、枕、肩等处疼痛。

（4）内分泌表现：可伴有腹泻或阵发性高血压，甲状腺髓样癌可出现与内分泌有关的症状，如顽固性腹泻（多为水样便）和阵发性高血压。

2. 体征

（1）甲状腺结节：多呈单发，活动受限或固定，质地偏硬且不光滑。

（2）颈淋巴结肿大：乳头状癌、未分化癌、髓样癌等类型颈淋巴结转移率高，多为单侧颈淋巴结肿大。滤泡状癌以血行转移为多见。

（四）辅助检查

1. 影像学检查

1）超声检查

甲状腺超声检查有助于诊断。恶性肿瘤的超声检查可见边界不清，内部回声不均匀，瘤体内常见钙化强回声。

2）SPECT 检查

SPECT 检查可以明确甲状腺的形态及功能，一般将甲状腺结节分为 3 种，即热结节、温结节、凉（冷）结节，甲状腺癌大多表现为凉（冷）结节。

3）颈部 CT、MRI 检查

颈部 CT、MRI 检查可提出良、恶性诊断依据。明确显示甲状腺癌的侵犯范围。

4）X 线检查

颈部正侧位片可观察有无胸骨后扩展、气管受压或钙化等，常规胸片可观察有无转移等。

5）PET 检查

对甲状腺良恶性病变的诊断准确率高。

2. 血清学检查

血清学检查包括甲状腺功能检查、血清甲状腺球蛋白（Tg）检查、血清降钙素检查等。

3. 病理学检查

1）细胞学检查

细针穿刺细胞学检查是最简便的诊断方法，诊断效果取决于穿刺取材方法及阅片识别细胞的经验。

2）组织学检查

甲状腺癌应由病理组织切片检查来确诊。

（五）治疗

以外科手术治疗为主，配合放射治疗、化学治疗、内分泌治疗等。

1. 手术治疗

如确诊为甲状腺癌，应及时行原发肿瘤和颈部转移灶的根治手术。

2. 放射治疗

（1）外放射治疗：甲状腺癌对放射线的敏感性与甲状腺癌的分化程度成反比，分化越好，敏感性越差；分化越差，敏感性越高。甲状腺乳头状癌对放射线的敏感性较差，其邻近组织如甲状软骨、气管软骨、食管及脊髓等，均对放射线耐受性差，照射剂量过大时常造成严重并发症，故一般不宜采用外放射治疗。未分化癌恶性程度高，肿瘤发展迅速，手术切除难以达到根治目的，临床以外放射治疗为主，放射治疗通常宜早进行。对于手术后有残余者或手术无法切除者，术后也可辅助放射治疗。常规放射治疗照射剂量为大野照射 50 Gy，然后缩野针对残留区加量至 70 Gy。如采用调强放射治疗（IMRT）可以提高靶区治疗剂量，在保护重要器官的情况下，高危区的单次剂量可提高至 2.25 Gy。

（2）内放射治疗：分化好的乳头状癌与滤泡状癌具有吸碘功能，特别是两者的转移灶都可能吸收放射性核素 [131]I。临床上常采用 [131]I 来治疗乳头状癌和滤泡状癌的转移灶，一般需行甲状腺全切或次全切除术，以增强转移癌对碘的摄取能力后再行 [131]I 治疗。不同组织类型癌吸碘不同，未分化型甲状腺癌几乎不吸碘，其次是髓样癌。

3. 化学治疗

甲状腺癌对化学治疗敏感性差。化学治疗主要用于不可手术、摄碘能力差或远处转移的晚期癌，相比而言，未分化癌对化学治疗则较敏感，多采用联合化学治疗，常用药物为顺铂、多柔比星（ADM）、环磷酰胺（CTX）、紫杉类等。

4. 内分泌治疗

术后长期服用甲状腺素片可以抑制 TSH 分泌及预防甲状腺功能减退，对预防甲状腺癌复发有一定疗效。对生长缓慢的乳头状癌疗效较好，对生长迅速的未分化甲状腺癌无明显疗效。

甲状腺癌的预后与病理类型、临床分期、根治程度、性别及年龄有关。年龄 < 15 岁或 > 45 岁者预后较差，女性预后好于男性。未分化癌预后极差，一般多在数月内死亡，2 年生存率仅为 10%。

（六）护理措施

1. 饮食护理

饮食营养应均衡，宜进食高蛋白、低脂肪、低糖、高维生素、无刺激性软食，除各种肉、鱼、蛋、奶外，还应多吃新鲜蔬菜、水果等。戒烟禁酒，少食多餐。出现进食咳嗽、声音嘶哑者，应细嚼慢咽，食物量宜少，并注意防止食物进入气管。忌食肥腻黏滞、油炸、烧烤等热性食物和坚硬不易消化食物。

2. 呼吸道护理

指导患者做深呼吸及咳嗽运动，有痰液及时咳出。对声音嘶哑患者多给予生活上的照顾及精神上的安慰。

3. 放射治疗期间的护理

^{131}I 内放射治疗护理：放射性核素 ^{131}I 是治疗乳头状癌和滤泡状癌转移的有效方法，其疗效依赖于肿瘤能否吸收碘。已有报道，^{131}I 对乳头状癌和滤泡状癌肺转移及淋巴结转移治疗效果较好。给药前至少 2 周给予低碘饮食（每日摄碘量在 20 ~ 30 μg），避免食用含碘高的食物，如海带、紫菜、海鱼、海参等，碘盐可先在热油中炸烧使碘挥发后食用，同时鼓励患者多吃新鲜蔬菜、水果、蛋、奶、豆制品及瘦肉。防止从其他途径进入人体的碘剂，如含碘药物摄入、皮肤碘酒消毒、碘油造影等。患者空腹口服 ^{131}I 2 h 后方可进食，以免影响药物吸收。

口服 ^{131}I 后应注意以下几点：2 h 后嘱患者口含维生素 C 含片，或经常咀嚼口香糖，促进唾液分泌，以预防放射性唾液腺炎，并多饮水，及时排空小便，加速放射性药物的排泄，以减少对膀胱和全身照射。注意休息，加强口腔卫生。避免剧烈运动和精神刺激，并预防感染、加强营养。建立专用粪便处理室，勿随地吐痰和呕吐物，大小便应该使用专用厕所，便后多冲水，严禁与其他非核素治疗的患者共用卫生间，以免引起放射性污染。建立核素治疗患者专用病房。服药后嘱患者勿揉压甲状腺，以免加重病情。2 个月内禁止用碘剂、溴剂，以免影响 ^{131}I 的重吸收而降低治疗效果。服药后应住 ^{131}I 治疗专科专用隔离病房或住单间 7 ~ 14 d，以减少对周围人群不必要的辐射。指导患者正确处理排泄物和污染物，衣裤、被褥进行放置衰变处理且单独清洗。女性患者 1 年内避免妊娠。^{131}I 治疗后 3 ~ 6 个月定期随访，如有不适随时就诊，以便及时预测疗效。

放射治疗时加强口腔护理，嘱患者多饮水，常含话梅或维生素 C，促进唾液分泌，预防或减轻唾液腺的损伤。饭前、饭后及临睡时用复方硼砂溶液漱口。黏膜溃疡者进食感疼痛，可用 2% 利多卡因漱口或局部喷洒重组人表皮生长因子外用溶液。

观察放射治疗期间的咽喉部情况，对放射治疗引起的咽部充血、喉头水肿应行雾化吸入，根据病情需要在雾化器内可加入糜蛋白酶、地塞米松、庆大霉素等药物，雾化液现配现用，防止污染。每日 1 次，严重时可行 2 ~ 3 次。出现呼吸不畅甚至窒息时，应立即通知医生，并做好气管切开的准备。

4. 健康指导

1）服药指导

对甲状腺癌行次全或全切除者，应指导其遵医嘱终身服用甲状腺素片，勿擅自停药或增减剂量，目的在于抑制 TSH 的分泌，使血中的 TSH 水平下降，使残存的微小癌减缓生长，甚至消失，防止甲状腺功能减退和抑制 TSH 增高。所有的甲状腺癌患者术后服用适量的甲状腺素片可在一定程度上预防甲状腺癌的复发。

2）功能锻炼指导

卧床期间鼓励患者进行床上活动，促进血液循环和切口愈合。头颈部在制动一段时间后，可开始逐步练习活动，促进颈部的功能恢复。颈淋巴结清扫术者，斜方肌可能受到不同程度损伤，因此，切口愈合后应开始肩关节和颈部的功能锻炼，随时注意保持患肢高于健肢，以纠正肩下垂的趋势。特别注意加强双上肢的活动，应至少持续至出院后 3 个月。

3）定期复查

第 1 年应为每 1 ~ 3 个月复查 1 次。第 2 年可适当延长，每 6 ~ 12 个月复查 1 次。5 年以后可每 2 ~ 3 年复查 1 次。指导患者在日常生活中间断性地用双手轻柔触摸双侧颈部及锁骨窝内查看有无小硬结出现，并注意有无咳嗽、骨痛等异常症状出现，一旦出现，及时就医。

二、乳腺癌

（一）病因

乳腺癌病因尚未阐明，但有报道指出，雌激素与乳腺癌的发生密切相关。乳腺癌发病的其他相关因素如下。

1. 乳腺癌家族史

妇女有第一级直系亲属家族的乳腺癌病史者，其发生乳腺癌的危险性是正常人群的 2 ~ 3 倍。

2. 生殖因素

月经初潮早于 12 岁、绝经期迟于 50 岁，可能与其一生中乳腺组织受雌激素作用时间较长有关。40 岁以上未孕或初次足月生产迟于 35 岁是乳腺癌发生的危险因素，流产会使妇女的乳腺癌发病率增加，而多次妊娠并足月产是乳腺的保护因素。研究发现，长期哺乳者患乳腺癌的危险呈下降趋势，考虑与产后长期哺乳推迟了排卵及月经的重建，从而减少性激素的刺激有关。

3. 恶性肿瘤史

一侧乳房曾有恶性肿瘤史，另一侧患乳腺癌的危险性增加。

4. 乳房良性病变

乳房良性病变可增加癌变的危险性，尤其是增生性乳腺病变。研究证实乳腺小叶增生或纤维腺瘤患者发生乳腺癌的危险性为正常人群的 2 倍。良性病变可增加致癌或促癌物质的易感性，同时有些良性病变与恶性病变可能具有某种共同的高危因素。

5. 药物史

口服含雌激素的药物，药物中的雌激素经皮吸收，这些外源性雌激素的摄入将大大提高乳腺癌的发生率。

6. 饮食因素

进行高脂与高热量饮食，血浆中催乳素含量会明显增高。另外，由于长期以肉食为主，肠道内细菌发生改变，可将来源于胆汁的固醇类物质转化为雌激素，促进乳腺癌的发生。高纤维素饮食对乳腺有保护作用，纤维素或植物成分可能是通过干扰雌激素的肝肠循环或降低雌激素的活性而影响其作用，减少乳腺癌发生的危险。饮酒亦可使发生乳腺癌的危险性增加。

7. 生活因素

有研究显示，吸烟妇女患乳腺癌的危险是不吸烟妇女的 1.26 倍，并与吸烟数量及吸烟总年限间存在明显的正相关趋势。实验表明，非哺乳期吸烟妇女的乳腺分泌液中存在诱变物和辅助致癌物。体重增加是绝经后妇女发生乳腺癌的重要危险因素。在 60 岁以后，体重每增加 10 kg，发生乳腺癌的危险性增加 80%。

8. 精神因素

经受过精神创伤或生活困难等严重生活事件而引起精神压抑的妇女患乳腺癌的相对危险性增加 2 ～ 3 倍，如在发育前遭受精神打击，则相对危险度增加 6.5 倍，术后的复发率亦较高。其机制主要是通过对免疫机制的抑制以及通过动用体内脂肪而致癌。

9. 环境因素（电离辐射）

统计表明，在原子弹爆炸中幸存的妇女，乳腺癌的发病率增加，发病年龄提前。年轻妇女要避免大剂量的 X 线照射，否则晚年患乳腺癌的机会增加。乳房钼靶 X 线检查曾是普遍的乳腺癌检诊方法，目前临床已逐渐认识到其可能存在的潜在危险。

（二）病理分型

1. 非浸润性癌

非浸润性癌即原位癌，包括导管内癌（粉刺样型、实性型、筛状型、微乳头型）和小叶原位癌。

2. 早期浸润性癌

早期浸润性癌包括早期浸润性导管癌和早期浸润性小叶癌。

3. 浸润性癌

浸润性非特殊型癌：包括浸润性导管癌和浸润性小叶癌。

浸润性特殊型癌：包括髓样癌伴大量淋巴细胞浸润、小管癌、黏液腺癌、腺样囊性癌、乳头状癌、鳞状细胞癌。

4. 其他罕见癌

其他罕见癌包括分泌性癌、富脂质性癌、印戒细胞癌、富含糖原的透明细胞癌、伴嗜银细胞的乳腺癌、伴化生的癌。

5. 特殊形式的乳腺癌

特殊形式的乳腺癌包括炎性乳腺癌、副乳腺癌、男性乳腺癌。

（三）临床表现

1. 主要症状

主要症状包括乳房肿块、乳房疼痛、皮肤改变、乳头和乳晕异常、腋窝淋巴结肿大。

1）乳房肿块

乳房肿块是乳腺癌最常见的症状，80% 以上的患者是在无意中发现乳房肿块而就诊。乳房肿块是否属于乳腺癌的症状可从以下几个方面进行分辨。

（1）部位：乳腺癌主要以乳房外上象限区域癌变为主。

（2）数目：乳腺癌以单侧乳房单发质硬肿块为多见。单侧多发肿块及原发双侧乳腺癌临床上并不多见。

（3）大小：早期乳腺癌的肿块一般较小，但有的患者因就诊医院的医疗水平较差，发现时肿块已较大。

（4）形态和边界：乳腺癌绝大多数呈浸润性生长，边界欠清晰。有的可呈扁平状，表面不光滑，有结节感。

（5）硬度：乳腺癌肿块质地较硬，但富于细胞的髓样癌可稍软，个别也可呈囊性，如囊性乳头状癌。少数肿块周围有较多脂肪组织包裹，触诊时有柔韧感。

（6）活动度：肿块较小时，活动度较大，但这种活动是肿块与其周围组织一起活动，与纤维腺瘤活动度不同。若肿瘤侵犯胸大肌筋膜，则活动度减弱；肿瘤进一步累及胸大肌，则活动度消失。

2）乳房疼痛

乳房疼痛虽可见于多种乳腺疾病，但疼痛并不是乳腺肿瘤的常见症状，良性或恶性乳腺肿瘤通常是无痛的。肿瘤伴有炎症时可有胀痛或压痛。晚期肿瘤若侵及神经或腋窝淋巴结肿大压迫或侵犯臂丛神经可有肩部酸痛。

3）皮肤改变

乳腺肿瘤引起皮肤的改变，与肿瘤的部位、深浅和侵犯程度有关。如累及乳房悬韧带（Cooper 韧带），使其短缩失去弹性造成皮肤凹陷，形成"酒窝征"；累及乳头使乳头变平、回缩、凹陷；累及皮下淋巴管使淋巴回流障碍，出现真皮水肿，皮肤呈"橘皮样"改变；皮肤有卫星结节时会破溃，形成溃疡。炎性乳腺癌者局部皮肤呈炎症样表现，颜色由淡红到深红，开始时比较局限，不久即扩大到大部分乳腺皮肤，同时伴有皮肤水肿、增厚、粗糙、表面温度升高。

4）乳头和乳晕异常

乳头扁平、回缩、凹陷，直至完全缩入乳晕下，看不见乳头。有时整个乳房抬高，两侧乳头不在同一水平面上。乳头溢液，多为血性，也可见浆液性和水样，常见于起源大导管的乳腺癌。乳头糜烂是乳头 Paget 病的典型症状，常伴乳头瘙痒、糜烂、破溃。早期可见乳头增厚、变红、粗糙，或表现为结痂、脱屑，伴有少量分泌物，揭去痂皮可见鲜红糜烂面，经久不愈。进一步发展可侵犯乳晕形成大片糜烂，整个乳头被浸润而消失。

5）腋窝淋巴结肿大

乳腺癌逐步发展可侵及淋巴管，向其局部淋巴引流区转移。其中，最常见的淋巴转移部位是同侧腋窝淋巴结转移。淋巴结由小到大，由少到多，从可推动到相互融合、固定。肿大的淋巴结侵犯，压迫腋静脉可使同侧上肢出现水肿，侵及臂丛神经可引起肩部酸痛。

2. 远处转移的临床表现

乳腺癌的远处转移包括淋巴转移和血行转移。常见的转移部位分别是骨、肺、胸膜、软组织和肝。大多数转移性乳腺癌患者或早或晚都会发生骨转移，脊椎、肋骨、骨盆和颅骨是常见的受累部位。通常表现为骨痛和骨质脆弱。其中约15%的患者会发生病理性骨折而产生剧痛，失去活动能力，甚至缩短生存期。脊椎转移还可引起脊髓压迫症状，甚至截瘫。85% ～ 90% 的肺转移患者起初无症状，当病变广泛或侵犯肺实质时，可表现为呼吸不畅和咯血。出现胸膜下的转移灶会出现气胸、胸腔积液等症状。胸痛常提示有胸膜受侵的可能。肝转移的预后差，多数患者有肝功能损害的表现。

（四）辅助检查

1. 影像学检查

1）乳房 X 线检查

乳房 X 线检查分为钼靶摄片和平板照相，是目前准确率较高的诊断方法。年轻患者的乳腺组织易受放射线的损伤，同时其乳腺组织较致密，一般不易做出诊断及鉴别，因而对于 35 岁以下的妇女不主张做乳房 X 线检查。

2）超声检查

超声显像属无损伤性检查，可反复使用。超声检查诊断准确率为 85% ～ 95%，在乳腺普查中适合乳腺组织较致密的妇女。

3）MRI

MRI 显示细微钙化点不如乳腺 X 线检查敏感，但 MRI 显示肿块较为敏感。

2. 实验室检查

1）癌胚抗原检查

乳腺癌术前检查 20% ～ 30% 血中癌胚抗原（CEA）升高占 20% ～ 30%，而晚期及转移性癌中则有 50% ～ 70% 出现 CEA 升高。

2）单克隆抗体

用于乳腺癌诊断的 CA15-3、CA125 水平可增高。

3）激素受体测定

乳房肿瘤切除后，测定肿瘤中的雌激素受体（ER）和孕激素受体（PR）水平，如果受体水平较高，说明该肿瘤对内分泌治疗如他莫昔芬等较敏感，可指导临床用药。

4）人表皮生长因子受体 2 检测

人表皮生长因子受体 2（HER-2）可以指导预后，阳性者预后较差，阴性者预后较好。

3. 细胞学诊断

细胞学诊断必须紧密结合临床资料，如影像学资料和触诊的能力等。

4. 其他检查

1）乳腺导管内镜检查

乳腺导管内镜检查有助于早期发现伴乳头溢液的导管内癌，尤其在钼靶 X 线检查未见钙化灶的导管内癌患者中显示出独特的优越性，便于确诊。

2）液晶热图检查

由于肿瘤表面温度和正常组织温度不一样而显示乳腺的热图形有差异。

3）近红外线乳腺扫描检查

近红外线透过乳腺，在彩色荧光屏上显示黄、粉红、绿、蓝、墨绿 5 种颜色，如出现色调倒置，或在浅色区出现深色调，则提示有肿瘤可能。

（五）治疗

1. 治疗原则

乳腺癌采取以手术治疗为主的综合治疗，主要治疗方法有手术、化学治疗、放射治疗、内分泌治疗和生物靶向治疗。Ⅰ、Ⅱ、Ⅲ期以手术治疗为主，Ⅳ期以化学治疗为主。

2. 治疗方法

1）化学治疗

（1）术后的辅助化学治疗：是乳腺癌治疗的重要组成部分，无论是绝经前还是绝经后，化学治疗均能降低复发率和死亡率，但以绝经前患者更为显著。常用的化学治疗方案是蒽环类药物的 AC（多柔比星＋环磷酰胺）或 CAF（环磷酰胺＋多柔比星＋氟尿嘧啶）以及紫杉类的 TAC（多西他赛＋多柔比星＋环磷酰胺）方案。

（2）新辅助化学治疗：又称术前化学治疗或诱导化学治疗，是局部晚期乳腺癌、炎性乳腺癌的规范疗法，可以使肿瘤降期以利手术，或变不可手术为可手术。与术后辅助化学治疗方案基本相同。

（3）复发或转移性乳腺癌化学治疗：辅助治疗仅用内分泌治疗而未用化学治疗的患者，可选择 CMF（环磷酰胺＋甲氨蝶呤＋氟尿嘧啶）或 CAF 方案；辅助治疗未用过蒽环类和紫杉类化学治疗的患者未达到疗效的首选 AT 方案（蒽环类＋紫杉类），如 CMF 辅助治疗失败的患者；蒽环类辅助治疗失败的患者，可选择的方案有 XT（卡培他滨＋紫杉醇）方案、GT（吉西他滨＋紫杉醇）方案；紫杉类治疗失败的患者，目前尚无标准方案推荐，可考虑的药物有卡培他滨、长春瑞滨、吉西他滨和铂类，采取单药或联合化学治疗。

2）放射治疗

放射治疗随着保乳术的兴起，放射治疗在乳腺癌综合治疗中的地位越来越高。

（1）乳腺癌术后放射治疗指征：单纯乳房切除术后；根治术后病理报告有腋中群或腋下群淋巴结转移者；根治术后病理证实转移性淋巴结占检查淋巴结总数的一半以上，或有 4 个以上淋巴结转移者；病理证实内乳淋巴结转移的病例；原发灶≥ 5 cm；原发灶位于乳房中央或内侧者行根治术后，尤其有腋窝淋巴结转移者。

（2）保乳术后放射治疗指征：除 70 岁以上，且激素受体阳性，腋窝淋巴结阴性，局部肿块 T_1、切缘阴性的患者可以单纯使用辅助内分泌治疗外，一般情况下所有接受保乳术的患者都应行全乳放射治疗。

3）内分泌治疗

（1）凡是 ER 阳性的患者，不论年龄大小、月经状态、腋窝淋巴结状态和肿瘤大小，都应采用辅助的内分泌治疗。内分泌治疗的基本目的是降低体内雌激素水平，抑制乳腺癌细胞生长繁殖。目前临床常用的治疗乳腺癌的内分泌药物有抗雌激素药物、孕激素类、芳香化酶抑制剂和促黄体激素释放激素类似物（LHRH-α）。

（2）卵巢去势治疗：分为手术、放射治疗和药物 3 种去势方法。卵巢切除后可降低或阻断雌激素对肿瘤的作用，从而使肿瘤退缩。放射治疗在照射 16 ～ 20 Gy 后亦能达到同样的效果。药物性卵巢去势可选用 LHRH-α，如戈舍瑞林。

（3）抗雌激素药物：他莫昔芬适用于 ER 和（或）PR 阳性的患者，对 ER 和（或）PR 不明的患者也可使用。对 ER 阳性者其有效率达 60%，若 HER-2 表达强阳性，其有效率明显降低。推荐剂量：每次 10 mg，口服，每日 2 次，持续 5 年。主要不良反应为潮热和阴道分泌物增加。

芳香化酶抑制剂：绝经后乳腺癌一线内分泌药物，对他莫昔芬治疗失败后用作二线治疗，有效率达 50%，对绝经前乳腺癌无效。新一代芳香化酶抑制剂的推荐剂量为来曲唑 2.5 mg/d 或阿那曲唑 1 mg/d。

4）生物靶向治疗

乳腺癌的一个生物学指标 HER-2 过度表达者癌细胞倍增速度快，侵袭性强，内分泌依赖性差，易产生化学治疗耐药性，行分子靶向治疗适用于 HER-2 阳性过度表达的患者。推荐使用曲妥珠单抗治疗，其有效率在 30% 左右。推荐剂量：6 mg/kg（首剂 8 mg/kg）每 3 周方案，或 2 mg/kg（首剂 4 mg/kg）每周方案。目前暂推荐的治疗时间为 1 年。

乳腺癌的预后与原发肿瘤的大小、局部浸润程度、有无腋窝淋巴结转移、淋巴结转移数目、转移位置、病理类型等相关。ER 阳性的患者生存率明显高于 ER 阴性的患者。35 岁以下的患者预后明显较 35 岁以上的患者差。HER-2 阳性患者的生存率明显低于 HER-2 阴性患者。治疗期间合并妊娠复发的可能性较大。

（六）护理

1. 护理要点

1）心理支持

乳腺癌的治疗和康复往往需要 6 个月至 1 年的时间，患者的心理反应随着病情和治疗的变化会有不同的表现。因乳房的缺失、术后较长的瘢痕、不对称的胸壁使患者失去女性的自信；患肢功能障碍使自理能力受到限制，加上连续的化学治疗使得体力不支而致性欲下降，性生活次数减少，担心婚姻是否能够延续等；出院后担心他人异样眼光而远离亲人、朋友。护士应帮助患者调整外观的变化，如通过佩戴假发、帽子或用头巾遮挡，佩戴义乳等，纠正形象紊乱所致的负性情绪；并鼓励其配偶多给予患者心理支持，主动关心患者的心理变化，经常陪伴患者，与患者共同经历治疗过程，使夫妻感情更融洽、亲密，创造一个轻松愉快的家庭环境。

2）化学治疗的护理

乳腺癌的化学治疗方案中大多数抗癌药为发疱剂（如多柔比星），导致化学性静脉炎的发生率高，显得静脉的保护尤为重要，故输液通路应首选经外周静脉置入中心静脉导管（PICC）。未行 PICC 置管者，术后应避免在患侧上肢静脉输液，故术后输液只能在健侧进行，为保护健侧静脉，术前化学治疗应选择患侧上肢浅静脉。

多柔比星对心脏毒性较大，用药前后应常规行心电图检查，用药过程中需行心电监护，勤巡视，防止发生不良反应，并备足抢救药品。

由于脱发所致的"化学治疗特殊形象"是影响患者自尊的严重问题，因此，化学治疗前应把这一可能发生的问题告诉患者，使其有充分的思想准备。指导患者化学治疗前理短头发，购买适合自己的假发或柔软的棉帽，告知脱发是暂时性的，停止化学治疗后头发可重新生长。脱发后，头皮会比较敏感，要注意保护头皮，不要使用刺激性的香皂、洗发水等。

3）放射治疗护理

（1）放射治疗并发症的防护：①放射性皮炎。患者可涂抹三乙醇胺保护局部照射野皮肤，大面积胸壁放射治疗或腋窝皱褶及潮湿处皮肤放射治疗，易出现一定程度的皮肤反应，如出现一度皮肤干性反应，可局部继续涂抹三乙醇胺，出现二度皮肤湿性反应，可使用重组人表皮生长因子衍生物外喷，也可给予"烧伤三号"纱布湿敷或涂抹湿润烧伤膏。照射野皮肤避免摩擦并保持腋窝处的透气、干爽。站立或行走时患者宜穿宽松、柔软、吸湿性强的棉质衣服，保持患侧手叉腰的动作；卧位时患者宜将患肢上举置于头顶，使腋窝处尽量敞开。②放射性食管炎。患者照射内乳区可引起轻度食管反应，多为一过性。此时指导患者进食流质或半流质食物，禁食粗、硬、辛辣等刺激性食物，忌食过热的食物，宜少量多餐，慢速进食，进食后吞服温开水以冲洗食管。③放射性肺炎。患者易出现咳嗽、咳痰、发热、胸闷、气短等，可按医嘱用抗生素、激素、支气管扩张剂治疗，必要时给予吸氧，严重者应暂停放射治疗。注意休息、保暖、预防感冒，因上呼吸道感染常可诱发放射性肺炎。

（2）对乳腺癌脑转移行脑放射治疗的患者，治疗中可出现颅内压增高症状。应遵医嘱立即快速滴注甘露醇，必要时加用地塞米松，严密观察患者恶心、呕吐、头晕、头痛等颅内压增高情况。

（3）对乳腺癌骨转移行骨放射治疗的患者，要防止其跌倒，送放射治疗时可使用轮椅。

（4）每周行血常规检查，当白细胞计数 $< 3 \times 10^9/L$ 时，应暂停放射治疗，并按医嘱给予升白细胞药物治疗，每日用紫外线消毒房间 2 次，限制探视等。当白细胞计数 $< 1 \times 10^9/L$ 时行保护性隔离。

（5）患肢经过放射治疗更易出现水肿，故应继续进行患肢的功能锻炼和保护，必要时行向心性按摩。放射治疗结束后应持续保护好照射野皮肤。

4）患肢水肿护理

（1）乳腺癌根治术后，由于上肢的淋巴及血液回流障碍易引起上肢水肿，发生率为 5% ～ 40%。造成水肿的原因通常为腋窝淋巴结清扫不当，破坏了局部的侧支循环。腋窝积液、感染、局部纤维化，妨碍了腋窝淋巴结侧支循环的建立。术后放射治疗致结缔组织增生、局部纤维化而引起水肿。

（2）避免上肢血流过快，因为血流的增加必定使淋巴液的产生增加，从而使淋巴循环负担加重。如避免高强度的上肢锻炼、搬运重物、高温（如热水浸泡、日光暴晒、桑拿浴）以及感染等。

（3）避免淋巴回流阻力增加，如避免穿过紧的内衣、戴项链和使用吊带乳罩，以及避免上肢的感染。

（4）患肢水肿处皮肤护理：①防止感染。因为淋巴水肿后其组织间隙富含蛋白质，微小皮肤破损即可引发细菌感染。因此，患肢注意避免外伤、抽血、注射、量血压、手提重物和长时间下垂，避免昆虫叮咬，预防皮肤损伤，一旦出现皮肤损伤应立即处理。②按摩。按摩是目前治疗淋巴水肿的重要手段，通过按摩可清空周边组织淋巴管，从而加速患侧上肢的淋巴液回流。按摩要在医生指导下进行。

（4）使用压力手套。经特别设计，使压力集中在手臂下半部，压住肿胀的部位，避免体液积聚；同时作为患肢的支架，可以帮助肌肉泵走体液，以预防患肢淋巴水肿及避免肿胀恶化。

（5）压力泵疗法：即使用淋巴水肿机，将可充气的袖套置于水肿肢体，间断充气使水肿液向心流动。这些空气压力设备多为多腔房、序贯性、可调节压力梯度的泵，泵压力向心地如波浪一样递减，将水肿液挤入血液循环。此法在淋巴水肿早期、明显的皮下纤维化发生前有一定疗效。

（6）药物治疗：目前尚无有效药物。近期研究表明苯并吡喃酮可能是一类有希望的药物，该药可与沉积在组织间隙中的蛋白质结合，增强巨噬细胞的吞噬功能，诱导蛋白水解从而改善症状，然而其长期疗效有待进一步研究。

2. 健康指导

1）功能锻炼

鼓励患者在日常生活中逐渐做一些力所能及的事情，有计划地进行一些提、拉、抬、举等各种锻炼，以增强患肢力量。坚持锻炼，患侧上肢功能接近健侧者可达95%。

2）佩戴义乳

手术后人们往往只看身体外形的变化，忽略了被切除的组织具有一定的体质和重量。失乳会使身体脊柱两侧的重量失衡，而引起斜颈、斜肩和脊柱侧弯。在手术切口完全愈合后，患者可及时佩戴义乳，减轻患者失乳的痛苦。义乳佩戴要坚持，以便促进康复，维持身体平衡，防止斜颈、斜肩和脊柱侧弯。佩戴义乳时注意两边平衡、对称、合体。义乳的重量一般为200 g，太轻的重量将失去佩戴的主要意义。手术后患者的胸部几乎是皮包骨，放射治疗后皮肤的弹性下降，皮下肋骨显露。义乳的弹性可起到保护胸部的作用，能缓冲外力，防止外力对胸部的伤害。

3）性生活

术后5年内必须避孕，5年后如无复发的迹象可在医生的指导下妊娠。避孕不宜使用任何激素类避孕药，可采用避孕套、上环等方法，以免激素刺激癌细胞生长。

4）定期复查

乳腺癌患者易出现淋巴转移（最多见是腋下淋巴结，其次是锁骨上淋巴结）和血运转移（最常见为肺转移，其次为骨、肝和脑转移），为早期发现转移征象，坚持定期复查尤为重要。综合治疗后应按规定时间复诊，术后第1年每3个月复查1次，以后每半年复查1次，5年后可每年复查1次。如出现淋巴结肿大、咳嗽、胸痛、骨痛、肝区不适、头部不适等症状，应及时行相应的检查。

三、肺癌

肺癌又称原发性支气管肺癌，是指原发于支气管黏膜和肺泡的恶性肿瘤。肺癌是当今世界上最常见的恶性肿瘤之一，也是对人类健康与生命危害最大的恶性肿瘤。在西方工业国家的男性肿瘤患者中，肺癌是最常见的死亡原因。其恶性程度高、发展速度快。在我国，近年来肺癌的发病率及病死率也在逐年升高。

（一）病因

1. 吸烟

吸烟是肺癌公认的重要危险因素。据调查，80%～90% 的肺癌与吸烟有关。早期进行的流行病学研究中就已经确立了吸烟与肺癌发生之间存在密切联系。烟草的烟雾中包含有多环芳香烃、N- 亚硝酸、芳香胺等致癌物质。长期吸烟可导致支气管黏膜上皮细胞增生，诱发鳞状上皮癌或未分化小细胞癌。国外研究表明，若家庭或办公环境中有人吸烟，未吸烟者每日吸入的有害气体并不少于吸烟者，且对烟草中有害物质的刺激反应更大，所以被动吸"二手烟"也会增加肺癌的发生概率。

2. 职业致癌因子

从事接触石棉、无机砷化合物、二氯甲醚、铬、氡、芥子气、氯乙烯、煤烟、焦油、石油及电离辐射职业的人，其肺癌发病率较常人高。

3. 空气污染

空气污染包括室内小环境（被动吸烟、煤焦油、烹调产生的致癌物质）和室外大环境（汽车废气、工业废气、公路沥青）污染。

4. 生物学因素

迄今为止 *MYC*、*Ras*、*c-erbB* 已被确定为是与肺癌相关的癌基因。抑癌基因 *p53*、*Rb* 及 3 号染色体短臂上部分区域的缺失，也会促发肺癌。

5. 营养与饮食

维生素 A 为抗氧化剂，可直接干扰癌变过程。摄取的维生素 A 含量少或血清维生素 A 含量低时，患肺癌的危险性增高。

6. 其他

结核病、病毒感染、真菌霉素（黄曲霉）、机体免疫功能下降、内分泌失调及家族遗传等因素对肺癌的发生也可能起到一定的促进作用。

（二）病理

1. 按肿瘤发生部位分型

（1）中央型肺癌：发生在段支气管至主支气管的肺癌，以鳞状上皮细胞癌和小细胞肺癌多见。

（2）周围型肺癌：发生在段支气管以下的肺癌，以腺癌较为多见。

（3）弥漫型肺癌：发生在细支气管和肺泡的肺癌。

2. 按组织病理学分型

（1）非小细胞肺癌（NSCLC）：占所有肺癌的 85% 以上，主要包括鳞状细胞癌腺癌、大细胞癌、其他细胞类型。腺癌是美国最常见的肺癌类型，也是非吸烟患者中发生率最高的类型。基因表达谱检测（采用 DNA 微阵列）发现了肺腺癌的亚型（即支气管腺癌、腺磷癌、大细胞腺癌），这些亚型与分期特异的生存期和转移模式有关，支气管腺癌与早期肺癌生存期延长有关，腺磷癌与晚期肺癌生存期延长有关。

（2）小细胞肺癌（SCLC）：是肺癌中恶性程度最高的一种，主要包括燕麦细胞型、中间细胞型、复合燕麦细胞型，占原发性肺癌的 10% ～ 15%。一般起源于较大支气管，大多为中央型肺癌，较早出现淋巴和血行转移，预后差。

（三）临床表现

肺癌的临床表现与肿瘤发生的部位、大小、类型、发展阶段、有无并发症或转移有密切关系。

1. 肺癌的早期临床表现

咳嗽：通常为肺癌的首发症状。

咯血：多见于中央型肺癌。常表现为痰中带血或少量咯血，而大咯血较少见。

胸痛：表现为持续性、不规则的胸部钝痛或隐痛。

胸闷气短：多因肿瘤阻塞气道或并发肺炎、肺不张及胸腔积液所致。

体重下降：与肿瘤毒素、感染、疼痛、慢性消耗等因素引起患者食欲下降、进食减少有关。

发热：以低热多见，偶有高热。早期为肿瘤引起肺部炎症所致，晚期因继发感染、肿瘤坏死所致。

2. 肺癌的晚期临床表现

上腔静脉综合征：是由于肿瘤本身或其转移的淋巴结病灶压迫上腔静脉，甚至在上腔静脉内部形成血栓，使上腔静脉回流受阻引起的阻塞综合征。患者表现为颜面部（特别是眼睛）、颈部、双上肢水肿及胸前部淤血和静脉曲张，同时伴有面部潮红、咳嗽、头痛、流泪、呼吸困难等症状，严重者甚至会因为脑部严重充血、水肿而导致意识不清、癫痫等症状出现。

Horner 综合征：见于肺尖部的肿瘤，压迫位于胸廓上口的器官或组织而引起的由患侧上眼睑下垂、瞳孔缩小、眼球内陷组成的三联征。

中枢神经系统转移：肺癌是脑转移瘤最常见的原因，表现为头痛、呕吐、眩晕、共济失调、偏瘫、颅内压增高。

骨转移：骨是肺癌常见的转移部位，常见肋骨、脊柱、骨盆转移，表现为局部疼痛及压痛。

肝转移：表现为肝大、腹水、黄疸、肝区疼痛。

3. 其他肺外症状

其他肺外症状包括内分泌、神经肌肉、结缔组织、血液系统和血管的异常改变，又称副癌综合征。

（四）辅助检查

1. 细胞学检查

非小细胞肺癌痰脱落细胞学检查阳性率达 80%，高于小细胞肺癌。

2. 影像学检查

1）X 线检查

胸部普通 X 线检查是发现肺癌重要的方法之一。

2）CT 检查

可发现普通 X 线检查不能发现的病变，易识别肿瘤有无侵犯邻近器官。

3）MRI

MRI 能明确肿瘤与大血管之间的关系，但不易发现小病灶。

4）SPECT

SPECT 有助于发现骨转移。

5）PET

PET 有助于肺癌及淋巴结与身体其余部位转移的定性诊断。

3. 纤维支气管镜检查

纤维支气管镜检查提供组织学诊断，有助于确定病变范围，明确手术指征及方式。

4. 其他检查

经胸壁穿刺活组织检查、纵隔镜检查、胸腔镜检查、肿瘤标记物检查、开胸肺活组织检查。

（五）治疗

1. 肺癌综合治疗的原则

小细胞肺癌：局限期以放射治疗与化学治疗结合为标准治疗，广泛期则以化学治疗为标准治疗。

非小细胞肺癌：早期非小细胞肺癌以手术治疗为主，但对于不愿手术或因其他内科疾病无法耐受手术者采取放射治疗与化学治疗结合也可取得较好疗效。晚期患者以放射治疗与化学治疗综合治疗为主。

2. 治疗方法

1）化学治疗

小细胞肺癌临床常用的方案有以下几种。

EP：依托泊苷＋顺铂。

CE：依托泊苷＋卡铂。

CAV：环磷酰胺＋多柔比星＋长春新碱。

非小细胞肺癌中化学治疗主要作为不能手术及术后复发患者的姑息治疗或作为手术治疗及放射治疗的辅助治疗，推荐以含铂类为主的联合用药。

3）放射治疗

对小细胞肺癌效果较好，其次为鳞状细胞癌及腺癌。放射治疗对控制骨转移性疼痛、脊髓压迫、上腔静脉综合征、支气管阻塞及脑转移引起的症状有较好的疗效，放射治疗分为根治性放射治疗及姑息性放射治疗两种，根治性放射治疗用于病灶局限或不宜及不愿手术的患者，姑息性放射治疗的目的是抑制肿瘤的发展，延迟肿瘤扩散和缓解症状。

4）生物反应调节剂

生物反应调节剂（BRM）为辅助治疗方法，能增加机体对放射治疗、化学治疗的耐受性，提高疗效。BRM包括干扰素、转移因子等。

5）靶向治疗

靶向治疗药物有如表皮生长因子受体酪氨酸激酶抑制剂（EGFR-TKI），包括吉非替尼或厄洛替尼等。

（六）护理

1. 疼痛护理

疼痛会对患者的睡眠、进食、活动等日常生活产生影响，应尽量避免加重疼痛的因素，指导患者在咳嗽、深呼吸及变换体位时用手或枕头护住胸部。疼痛明显时可遵医嘱使用止痛剂。

2. 饮食护理

了解患者的饮食习惯、营养状态和摄入情况，给予高热量、高蛋白、高维生素、易消化的食物。提供舒适的就餐环境，少量多餐，进行口腔护理。

3. 上腔静脉综合征的护理

患者出现上腔静脉压迫、呼吸困难时，应指导患者取半卧位或坐位，以减轻对心、肺的压迫，缓解呼吸困难，同时给予持续低流量氧气吸入，保持呼吸道通畅。选择在下肢静脉输液，注意控制滴速。严密观察呼吸困难及咳嗽情况，准确记录24 h出入液量。进食低盐、易消化食物以减轻水肿。

4. 恶性胸腔积液的护理

有45%的肺癌可直接侵犯胸膜或经淋巴及血行转移至胸膜而发生恶性胸腔积液，轻者可引起患侧呼吸音减弱，重者可引起呼吸困难、咳嗽、胸痛、消瘦、平卧困难等症状。护理上应注意严密观察病情变化，呼吸急促及呼吸困难时应减少活动，取半卧位，必要时给予低流量吸氧；胸痛严重时遵医嘱酌情给予止痛剂。注意观察行胸腔穿刺引流的患者穿刺部位有无红肿、渗液、渗血情况，观察引流液的量、颜色及性状，做好详细记录，并注意避免短时间内因排液过多而导致的复张性肺水肿；

行胸腔药物灌注的患者注意观察有无咳嗽、咯血、气胸、皮下气肿等异常情况，一旦发现及时通知医生进行对症处理。

5. 放射治疗并发症的护理

1）放射性肺炎的护理

急性放射性肺炎是肺癌放射治疗常见的并发症，多见于放射治疗2周时，应注意观察患者有无发热、气短、咳嗽、呼吸困难、胸痛等症状。遵医嘱给予抗生素、类固醇药物，以及进行镇静、止咳治疗，必要时给予低流量吸氧。安慰患者，指导其卧床休息，保持镇静，注意保暖，预防上呼吸道感染。严重者暂停放射治疗。

2）放射性食管炎的护理

因放射线所引起的食管损伤，称之为放射性食管炎。常出现在放射治疗后1～3周，一般症状较轻，严重者可出现胸部剧痛、发热、呛咳、呕吐、呕血。患者主诉感吞咽时疼痛时，应向患者解释这只是暂时的症状，停止放射治疗后可逐渐消失。指导患者进食清淡、易消化、无刺激的流质或半流质饮食，忌食粗、硬、烫、辛辣刺激性食物，进食速度宜缓慢，进食后漱口，并饮温凉开水以冲洗食管。症状严重者可用庆大霉素24万U加入生理盐水500 mL，每次取10 mL于三餐前及临睡前慢慢吞服；疼痛者可遵医嘱酌情给予止痛剂。

出现高热、呼吸困难、咯血、手足麻痹、胸膜炎、心功能不全、严重血液循环障碍等症状时应暂停放射治疗，遵医嘱给予对症处理。

6. 化学治疗的护理

铂类药物是肺癌联合化学治疗的基础药物，具有较强的催吐作用，因此应遵医嘱及时给予止吐治疗。同时做好水化、利尿治疗，监测24 h尿量，注意观察患者有无耳鸣、头晕、听力下降等不良反应。

紫杉醇等抗代谢类药物、多柔比星、长春新碱、丝裂霉素也常被应用于肺癌的治疗，药物局部外渗有导致组织坏死的危险，因此应避免行外周静脉化学治疗，建议患者行PICC置管进行化学治疗。紫杉醇等抗代谢类药物还可出现变态反应，使用前应详细询问过敏史，输注中密切观察患者生命体征变化，尤其是在用药的第1 h内应每15 min测量脉搏、呼吸及血压1次，并且输注前30 min内速度宜缓慢。一旦发生变态反应立即停止输注，配合医生积极抢救。

使用盐酸伊立替康化学治疗时，在用药24 h后易发生迟发性腹泻，当出现稀便、水样便或大便频率较正常增多时，应立即遵医嘱给予止泻剂。对于顽固性腹泻可使用小檗碱、诺氟沙星等广谱抗生素，并加用地衣芽孢杆菌活菌等调整肠道菌群失调，维持人体肠道微生态平衡。饮食宜清淡、少渣、易消化、不产气，适当补充能量、维生素、蛋白质、水分，并注意饮食的清洁卫生。密切观察患者腹泻的次数、量、性状及伴随症状，指导患者保护肛周皮肤，便后使用柔软的卫生纸或湿纸巾擦拭，动作轻柔。腹泻频繁、肛周疼痛者以温水或1∶5 000高锰酸钾溶液坐浴，并涂抹氧化锌软膏保护肛周皮肤。盐酸伊立替康的不良反应还包括急性胆碱能综合征，多出现在静脉注射开始后 24 h 内，表现为急性腹痛、腹泻、出汗、流泪、流涎、结膜炎、鼻炎、低血压、寒战、全身不适、头晕、视力障碍、瞳孔缩小等，应做好患者的心理护理，缓解其紧张情绪，调节输液速度，使盐酸伊立替康药液能在 30 ～ 90 min 输注完毕，遵医嘱使用阿托品，严密观察患者腹痛、腹泻、流汗和流泪等症状。

1）化学治疗药物外渗的预防

化学治疗药物在静脉给药过程中如渗漏至静脉外，可导致局部皮肤及软组织的非特异性炎症。轻度表现为红斑、局部疼痛、肿胀、水疱甚至组织坏死，严重者可深及肌腱及关节，形成经久难愈的溃疡。药液外渗发生组织损伤的时间也有差异。蒽环类、氮芥和长春碱类药物引起的损伤呈慢性过程。蒽环类药物外渗 7 ～ 10 d 出现红斑、发热和疼痛，可发展成溃疡，2 ～ 3 个月溃疡增大，不能自愈。

因此，由经过专业培训的护士执行静脉化学治疗。选择给药途径时，必须了解各类药物的局部刺激性，对于强刺激性药物切忌漏于皮下。

（1）选择最佳穿刺部位：①选择前臂大静脉，切勿在靠近肌腱、韧带及关节处穿刺，以防造成局部功能损伤。②避免在放射治疗的肢体、有动静脉瘘的肢体、乳腺手术后患侧、淋巴水肿等部位穿刺。避免在 24 h 内被穿刺过的静脉给药。③穿刺过程避免针头在组织中探找静脉。穿刺成功后保证针头固定稳妥，避免脱出。④手背和腕部富于细小的肌腱和韧带，药液一旦外渗损伤极难处理，因此输注强刺激性药物宜用前臂较粗的静脉。⑤选用静脉留置针可减少外渗的发生，但应注意此时的静脉留置针不能常规留置 3 d，只能留置 1 d，以免反复在同一静脉输入化学治疗药物。

（2）建议选用 PICC 或深静脉置管给药。输注前告知患者，输注过程中有疼痛、局部隆起、肿胀应立即告知护士。如怀疑药物外渗，应立即停止药物输入，按化学治疗药物外渗处理。

（3）输注化学治疗药物前，检查是否有回血，如果无回血，或不能确定针头完全在静脉内，则另外选择静脉重新穿刺，避免使用同一静脉远端。如同时输入多种药物，应先输入非刺激性药物。

（4）强刺激性药物输注过程中，护士必须在床边监护直至药物全部输入体内；输注完毕后，应继续输入生理盐水充分冲洗管道后再拔针。输入奥沙利铂后应以 5% 葡萄糖充分冲洗管道后再拔针，保证化学治疗药物完全进入体内，并减少药物对血管壁的刺激。输入长春瑞滨前后应给予生理盐水 100 mL ＋地塞米松 10 mg 经静脉快速滴入，可以减轻或避免静脉炎及局部发疱性反应。

2）化学治疗药物外渗的护理

化学治疗药物在静脉给药过程中渗漏的发生率为 0.1% ～ 6.0%。

化学治疗药物外渗的处理：①如患者诉输注部位不适、疼痛、有烧灼感、输液速度发生变化，即使没有发现肉眼可见的渗漏，也应立即停止输液。②外周静脉输注者根据需要原位保留针头，中心静脉导管输注者必要时拍 X 线片，确认渗漏的原因及影响范围。③用针头尽量抽出局部外渗的液体。④使用相应的解毒剂，注意避免局部组织压力过大，皮下注射解毒剂时先拔出针头。⑤抬高患肢 48 h，局部间断冷敷或冰敷 6～12 h，冰敷时注意防止冻伤。⑥及时报告医生并详细记录外渗情况。可给予 1% 普鲁卡因＋地塞米松进行环形封闭。

3）化学治疗药物外渗后溃疡阶段的护理

伤口评估：按世界卫生组织（WHO）抗肿瘤药不良反应分级，临床皮肤损伤 I 度为皮肤红斑，疼痛；II 度为水疱，瘙痒；III 度为湿性脱皮溃烂。

伤口处理：使用生理盐水清理伤口后，溃疡面涂以湿润烧伤膏、芦荟或冰硼散，或采用氦 - 氖激光照射理疗等。氦 - 氖激光照射理疗能加速创面愈合，具有抗感染、镇痛、收敛、促进细胞再生及增强机体免疫的作用，能改善供血和营养。芦荟、湿润烧伤膏和冰硼散等中药及中药制剂有消炎解毒、除腐生肌止血的作用。广泛组织坏死者可进行手术清除、皮瓣移植、植皮等。

7. 靶向药物不良反应的护理

1）皮疹

皮疹是厄洛替尼等药物常见的不良反应，通常表现为头皮、面部、颈部和躯干上部发生轻到中度丘疱疹，常发生于治疗的第 1～2 周，2～3 周达到高峰。指导患者保持皮肤的清洁，勿搔抓，用温水清洗皮肤，勿使用刺激性的清洁剂，注意防晒，严重者酌情减量或暂停使用靶向药物。

2）腹泻

腹泻也是厄洛替尼常见的不良反应，密切观察患者腹泻的次数、量及大便的性状，注意保护肛周皮肤，便后使用柔软的卫生纸或湿纸巾擦拭，动作轻柔。腹泻频繁、肛周疼痛者以温水或 1：5 000 高锰酸钾溶液坐浴，并涂抹氧化锌软膏保护肛周皮肤。饮食宜清淡、少渣、易消化、不产气，适当补充能量、维生素、蛋白质、水分，并注意饮食的清洁卫生。中、重度腹泻者给予洛哌丁胺治疗。

3）间质性肺炎

间质性肺炎是厄洛替尼最严重的不良反应，发生率为 0.8%，发生于使用厄洛替尼治疗后第 5～9 d。用药期间应密切观察患者有无咳嗽、胸闷、气短、呼吸困难、口唇发绀、发热等症状。做好患者的心理护理，以科学的态度、积极平和的心态面对疾病，积极配合疾病的治疗。嘱患者注意卧床休息，适当活动，加强营养，防止受凉感冒，必要时给予氧疗。

还需注意观察其他不良反应，如疲乏、出血、畏食、转氨酶增高等。

8. 健康指导

1）严格戒烟

患者应严格戒烟并避免被动吸烟。

2）生活指导

保持良好的心态，提倡健康的生活方式。保持室内空气新鲜，定时开窗通风，避免接触煤烟、油烟，避免易产生致癌因素的环境及食物。合理安排休息及活动，适当进行体育运动，以增强机体抵抗力，注意预防呼吸道感染。

3. 康复训练

呼吸训练：术后胸部伤口疼痛时先进行腹式呼吸，伤口疼痛减轻后进行自然的胸式呼吸，待伤口拆线后进行胸部深呼吸，以后再逐渐过渡到吹瓶子、吹气球等有阻力的呼吸运动训练。

咳嗽训练：用手按压术侧胸壁，吸气时两手放松，咳出时再紧按胸部，以减少术侧胸部的震动。若胸部有引流管，咳嗽前应注意先夹住引流管。

4. 出院指导

坚持治疗，定期复查。若出现疲乏、体重减轻、咳嗽加重或咯血应随时就诊。

参考文献

[1] 毕雪君 . 安全预警护理在神经内科不良事件中的应用 [J]. 中国城乡企业卫生，2023，38（10）：97–99.

[2] 陈斌 . 血液肿瘤患者生活质量调查及延续性护理干预的研究 [D]. 苏州：苏州大学，2022.

[3] 陈思农 . 症状管理理论在血液透析患者动静脉内瘘护理中的应用研究 [D]. 蚌埠：蚌埠医学院，2023.

[4] 邓文洁 . 基于循证的脑卒中便秘护理干预方案构建与应用研究 [D]. 百色：右江民族医学院，2022.

[5] 董慧慧，田伟 . 疼痛护理在肿瘤内科患者护理中的应用效果 [J]. 中国现代医生，2022，60（3）：179–182.

[6] 范家莉 . 延续护理对维持性血液透析患者生存质量的干预效果 [D]. 合肥：安徽医科大学，2016.

[7] 范小娟 . 细节护理在消化内科护理中的应用效果分析 [J]. 婚育与健康，2023（19）：163–165.

[8] 高娟 . 血液科护理敏感质量指标的构建与应用 [D]. 南京：南京中医药大学，2019.

[9] 韩艳雪 . 规范化癌痛护理措施在肿瘤内科癌痛患者中的应用效果 [J]. 中国冶金工业医学杂志，2022（5）：544–545.

[10] 胡耀华 . 规范化癌痛护理措施在肿瘤内科癌痛患者中的应用效果分析 [J]. 名医，2021（19）：114–115.

[11] 李超 . 基于循证的脑卒中患者出院准备度干预方案的构建及评价 [D]. 太原：山西医科大学，2022.

[12] 李莲 . 系统化干预护理在血液内科 PICC 带管出院患者中的预后效果评价 [J]. 中国现代医生，2020，58（12）：172–174.

[13] 李梅莉 . 精细护理运用于肿瘤内科护理管理中的价值分析 [J]. 中国农村卫生，2021,13（14）：21–22.

[14] 李盼盼 . 慢性萎缩性胃炎患者护理中整体护理干预对患者睡眠质量的影响研究 [J]. 世界睡眠医学杂志，2023，10（6）：1396–1398.

[15] 林晓乐，刘爱国 . 多学科协作模式联合全程优质护理在脑梗死恢复期偏瘫患者中的应用效果 [J]. 临床医学研究与实践，2023，8（34）：173–177.

[16] 刘道粤 . 基于循证的消化道出血护理质量评价指标体系的构建 [D]. 石河子：石河子大学，2023.

[17] 刘火玲 . "健康中国"背景下消化内科护士中医临床护理技能、素养及培训现状调查 [J]. 中医药管理杂志，2023，31（19）：140–143.

[18] 刘洁 . 全程护理管理用于血液内科危重患者转运中的效果 [J]. 实用临床护理学电子杂志，2020，5（9）：158–163.

[19] 刘文丽，徐令婕 . 肿瘤内科住院患者静脉血栓栓塞症危险因素分析及临床护理应急处置 [J]. 当代护士（下旬刊），2021，28（9）：27–29.

[20] 刘晓娟 . 零缺陷护理模式在急性胃出血患者中的应用效果观察 [J]. 中国辐射卫生，2023，32（5）：596.

[21] 任杰 . 肿瘤内科患者护理安全危险因素分析与护理对策 [J]. 中国医药指南，2023，21（13）：37–40.

[22] 任秀荣，谢素容 . 集束化护理在肿瘤内科高危药物管理中的应用探讨 [J]. 中国医药指南，2023，21（3）：61–64.

[23] 阮秀英，汪圆圆，杨小蓉 . 综合护理干预对于神经内科脑出血患者的影响分析 [J]. 中外医疗，2023，42（27）：170–194.

[24] 宋学梅 . 脑动脉狭窄患者介入治疗围手术期排尿护理流程的构建与应用 [D]. 广州：南方医科大学，2021.

[25] 王维 . 神经内科专科护士核心能力指标体系初步构建 [D]. 重庆：重庆医科大学，2017.

[26] 王珍珍 . 基于循证构建卒中后吞咽障碍患者口腔护理方案及预试验研究 [D]. 武汉：武汉轻工大学，2020.

[27] 魏真 . 消化内科内镜微创治疗患者的规范化围术期护理 [J]. 中国标准化，2023（10）：259–261.

[28] 翁瑛丽 . 脑卒中吞咽障碍康复护理循证实践方案的实施研究 [D]. 上海：中国人民解放军海军军医大学，2020.

[29] 吴丹 . 个体化延续护理对癫痫患者生活质量的影响观察 [J]. 婚育与健康，2023（19）：193–195.

[30] 徐宏蕊 . 无缝隙护理质量管理在消化内镜诊疗患者的应用及效果评价 [D]. 郑州：郑州大学，2015.

[31] 杨利娟 . 多学科合作护理对肝硬化食管 – 胃底静脉曲张破裂出血患者病情控制及自我管理的影响 [J]. 川北医学院学报，2023，38（6）：863–866.

[32] 叶玉环，许丽观 . 肿瘤内科患者睡眠障碍的原因探讨及护理方法分析 [J]. 黔南民族医专学报，2023，36（3）：210–212.

[33] 袁嫚 . 优质护理在血液内科病房中的应用效果评价 [J]. 实用临床护理学电子杂志，2020，5（9）：110–152.

[34] 张华云，张圆圆，柴春维 . 循证护理在肿瘤内科患者护理中的效果分析 [J]. 系统医学，2021，6（20）：171–174.

[35] 张欢 . 血液内科护理存在的风险隐患及应对策略 [J]. 实用临床护理学电子杂志，2020，5（9）：167.

[36] 张晓萌 . 基于时机理论的脑卒中吞咽障碍康复方案的构建及应用研究 [D]. 承德：承德医学院，2021.

[37] 庄运运 . 优质护理服务模式在妇科肿瘤护理中的应用 [J]. 系统医学，2021，6（2）：171–173.